U0288067

北京市基层医疗机构新型冠状病毒感染防治工作手册

北京市卫生健康委员会　组织编写

王建辉　主编

人民卫生出版社
·北 京·

图书在版编目（CIP）数据

北京市基层医疗机构新型冠状病毒感染防治工作手册 /
王建辉主编. —北京：人民卫生出版社，2023.6
ISBN 978-7-117-34844-7

Ⅰ.①北⋯　Ⅱ.①王⋯　Ⅲ.①新型冠状病毒－病毒病
－防治－手册　Ⅳ.①R512.93-62

中国图家版本馆 CIP 数据核字（2023）第 097283 号

北京市基层医疗机构新型冠状病毒感染防治工作手册
Beijingshi Jiceng Yiliao Jigou Xinxing Guanzhuang Bingdu
Ganran Fangzhi Gongzuo Shouce

组织编写	北京市卫生健康委员会
主　　编	王建辉
出版发行	人民卫生出版社（中继线 010-59780011）
地　　址	北京市朝阳区潘家园南里 19 号
邮　　编	100021
E - mail	pmph @ pmph.com
购书热线	010-59787592　010-59787584　010-65264830
印　　刷	天津画中画印刷有限公司
经　　销	新华书店
开　　本	880×1230　1/32　印张:6.5　插页:1
字　　数	151 千字
版　　次	2023 年 6 月第 1 版
印　　次	2023 年 6 月第 1 次印刷
标准书号	ISBN 978-7-117-34844-7
定　　价	49.00 元

打击盗版举报电话	010-59787491	E - mail	WQ @ pmph.com
质量问题联系电话	010-59787234	E - mail	zhiliang @ pmph.com
数字融合服务电话	4001118166	E - mail	zengzhi @ pmph.com

编委会

主　编：

王建辉（北京市卫生健康委员会）

副主编：

朱文伟（北京市卫生健康委员会）

李志敬（北京市卫生健康委员会）

曾学军（中国医学科学院北京协和医院全科医学科／普通内科）

王　晨（北京市社区卫生协会）

张向东（北京市医疗卫生服务管理指导中心）

编　委：

王　芳（北京市东城区社区卫生服务管理中心）

沈　蔷（北京市东城区社区卫生服务管理中心）

杨晓欧（北京市东城区社区卫生服务管理中心）

张冬梅（北京市东城区社区卫生服务管理中心）

宣　靓（北京市东城区社区卫生服务管理中心）

李　娟（北京市疾病预防控制中心免疫预防所）

沙　悦（中国医学科学院北京协和医院全科医学科／普通内科）

徐　娜（中国医学科学院北京协和医院全科医学科／普通内科）

张冰清（中国医学科学院北京协和医院全科医学科／普通内科）

张　昀（中国医学科学院北京协和医院全科医学科／普通内科）

李雪梅（中国医学科学院北京协和医院肾内科）

施举红（中国医学科学院北京协和医院呼吸与危重症医学科）

赵 静（中国医学科学院北京协和医院呼吸与危重症医学科）

朱惠娟（中国医学科学院北京协和医院内分泌科）

沈 敏（中国医学科学院北京协和医院风湿免疫科）

张 文（中国医学科学院北京协和医院风湿免疫科）

吕 威（中国医学科学院北京协和医院耳鼻喉科）

田国庆（中国医学科学院北京协和医院中医科）

张 波（中国医学科学院北京协和医院药剂科）

刘清泉（首都医科大学附属北京中医医院）

马 力（首都医科大学附属北京天坛医院）

李绪言（首都医科大学附属北京朝阳医院）

王宁华（北京大学第一医院）

赵扬玉（北京大学第三医院）

赵顺英（首都医科大学附属北京儿童医院）

陈步东（首都医科大学附属北京佑安医院）

金艳鸿（首都医科大学附属北京友谊医院）

丁冰杰（首都医科大学附属北京友谊医院）

海鹏程（首都医科大学附属北京朝阳医院）

李雪琦（北京积水潭医院）

吴 浩（首都医科大学全科医学与继续教育学院）

金光辉（首都医科大学全科医学与继续教育学院）

李述刚（首都医科大学公共卫生学院）

王力宇（北京市社区卫生协会）

姜 英（北京市社区卫生协会）

前言

　　新型冠状病毒感染是全球百年罕见的传染病大流行，也是中华人民共和国成立以来我国遭遇的传播速度最快、感染范围最广、防控难度最大的重大突发公共卫生事件。在这极不平凡的三年多抗疫历程中，党中央始终坚持人民至上、生命至上，广大基层医疗卫生工作者不负重托，白衣为甲、逆行出征，不畏艰辛、勇毅坚守，不论是在常态化防控阶段还是在"迎峰转段"阶段，不论是在公共卫生防控还是临床医疗救治方面，都为抗击疫情付出了艰苦努力、作出了重大贡献，同时也使得基层医疗卫生体系能力建设得到了极大的提升。

　　当前，全国疫情平稳进入"乙类乙管"常态化防控阶段，但全球疫情仍在流行，病毒还在不断变异。为了巩固来之不易的防控成果，深刻总结并运用好抗疫斗争积累的宝贵经验，应对可能出现的疫情变化，我们以"时时放心不下"的责任感，组织编写了这本《北京市基层医疗机构新型冠状病毒感染防治工作手册》（以下简称《手册》）。《手册》在内容上遵循了国家及北京市相关部门制定的各类文件、指南及规范，突出了基层行之有效的疫情防控工作要点以及经临床验证取得实效的医疗救治和社区康复手段，参与编写的作者都来自疫情防控一线，其中既不乏知名临床专家，也有多位来自基层的全科医生，希望为基层医疗卫生工作者提供一本系统全面、内容详实、简明实用的工具书，对指导基层疫情防控、医疗救治和社区康复工作提供帮助。同时，谨以此书，对筑牢护佑生命防线的基层医疗卫生工作者们致以崇高敬意和衷心感谢！

本书的编撰及出版是基于现阶段疫情管理框架下的工作参考，随着防控形势的演进以及应对政策的优化调整，我们也会对《手册》不断完善。此外，鉴于时间及能力所限，不足之处在所难免，敬请各位同行批评指正。

北京市卫生健康委员会

2023 年 4 月

目录

第一章 新型冠状病毒感染防治

新型冠状病毒感染基础知识

一、病原学特点

（一）基本情况

冠状病毒是一大类病毒，广泛存在于自然界的禽类和哺乳动物之中，以其电镜下特征性皇冠样外观而得名。目前已知感染人类的冠状病毒共有7种，4种为普通感冒冠状病毒，另外3种分别是SARS冠状病毒（SARS-CoV-1）、MERS冠状病毒（MERS-CoV）以及新型冠状病毒（SARS-CoV-2），后3种是近20年来陆续出现的几种新发传染病的病原体，因可引起地区或全球人际传播，造成严重危害，受到全世界的高度关注。

新型冠状病毒SARS-CoV-2）为 β 属冠状病毒，有包膜，颗粒呈圆形或椭圆形，直径60 ~ 140nm。病毒颗粒中包含4种结构蛋白：刺突蛋白（spike，S）、包膜蛋白（envelope，E）、膜蛋白（membrane，M）、核壳蛋白（nucleocapsid，N）。新型冠状病毒基因组为单股正链RNA，全长约29.9kb，基因组所包含的开放读码框架依次排列为5′-复制酶（ORF1a/ORF1b）-S-ORF3a-ORF3b-E-M-ORF6-ORF7a-ORF7b-ORF8-N-ORF9a-ORF9b-ORF10-3′。核壳蛋白N包裹着病毒RNA形成病毒颗粒的核心结构——核衣壳，核衣壳再由双层脂膜包裹，双层脂膜上镶嵌有新型冠状病毒的S、M、E蛋白。

新型冠状病毒入侵人体呼吸道后，主要依靠其表面的S蛋白上的受体结合域（RBD）识别宿主细胞受体血管紧张素转化酶2（ACE2），并与之结合，从而感染宿主细胞。

（二）病毒的变异

新型冠状病毒在人群中流行和传播过程中基因频繁发生突变，当新型冠状病毒不同的亚型或子代分支同时感染人体时，还会发生重组，产生重组病毒株。绝大多数的突变对病毒功能没有影响，而某些突变或重组则会影响病毒生物学特性，如S蛋白上特定的氨基酸突变后，导致新型冠状病毒与ACE2亲和力增强，在细胞内复制和传播力增强；S蛋白一些氨基酸突变也会增加对疫苗的免疫逃逸能力和降低不同亚分支变异株之间的交叉保护能力，导致突破感染和一定比例的再次感染。

出现以下情况之一的，世界卫生组织（WHO）将其定义为"需要关注的变异株（variants of concern，VOC）"：①临床疾病表现加重。②新型冠状病毒感染在流行病学方面的改变，对医疗系统为患者提供医疗护理的能力造成严重影响，需要采取重大的公共卫生干预措施。③现有疫苗在预防重症方面的有效性显著下降。新冠疫情以来 WHO 提出的 VOC 有 5 个，分别为阿尔法（Alpha）、贝塔（Beta）、伽马（Gamma）、德尔塔（Delta）和奥密克戎（Omicron）。阿尔法、德尔塔和奥密克戎变异株都造成了广泛的全球传播。2021 年 11 月，奥密克戎变异株在人群中出现，相比德尔塔等其他需要关注的变异株，其传播力和免疫逃逸能力显著增强，在 2022 年初迅速取代德尔塔变异株成为全球绝对优势流行株，是目前唯一存在的需要关注的变异株。

（三）监视下的奥密克戎亚型变异株

奥密克戎变异株虽然传播力显著增强，但国内外证据显示其肺部致病力明显减弱，临床表现已由肺炎为主演变为以上呼吸道感染为主。我国境内常规使用的聚合酶链式反应（PCR）检测方法的诊断准确性未受到影响，但一些已研发上市的单克隆抗体药物对其中和作用已明显降低。

奥密克戎变异株仍处于不断演变之中。截至 2023 年初，奥密克戎 5 个亚型（BA.1、BA.2、BA.3、BA.4、BA.5）已经先后演变成系列子代亚分支 750 多个，其中重组分支 72 个。随着新型冠状病毒在全球的持续传播，新的奥密克戎亚分支和重组分支将会持续出现。WHO 将其中具有传播优势，可能引起流行病学变化的亚型列为"监视下的奥密克戎亚型变异株"。2022 年 10 月以来免疫逃逸能力和传播力更强的 BF.7、BQ.1 等亚分支及重组变异株 XBB 的传播优势迅速增加，在部分国家和地区已经取代 BA.5.2 成为优势流行株。当前，BQ.1 亚分支和 XBB 重组变异株尤为受到关注。

1. BQ.1亚分支

这是奥密克戎 BA.5 的亚谱系，2022 年 6 月在尼日利亚感染者中发现，9 月开始在欧美国家流行，占比逐月升高，10 月中旬在日本和新加坡等亚洲国家逐渐开始流行。目前在世界范围内向全球流感共享数据库（GISAID）提交的序列中，BQ.1 及其后代分支占比最高，达 53.4%。10 月份以来我国已检出 BQ.1 及其亚分支本土病例 56 例，以 BQ.1.1 为主。BQ.1 虽然引起全球范围的关注，但未见任何国家报道 BQ.1 及其亚分支感染者的致病力增加，也无住院率和病死率增加的报道。近期日本的一项动物研究显示，BQ.1.1 的致病性可能与 BA.5 相同或更低。

2. XBB.1.5 重组毒株

XBB 是新冠奥密克戎 BA.2 衍生的 2 个变异株 BJ.1 和 BM.1.1.1 的重组毒株，2022 年 8 月在印度被首次发现。XBB.1.5 为其衍生子分支，被认为是目前已知免疫逃逸能力最强的新冠变异株。截至 2023 年 2 月 21 日，XBB.1.5 已在全球 74 个国家和地区被监测发现。在美国，XBB.1.5 在新增患者中占比迅速上升，已成为美国现阶段最优势毒株。随着 XBB 系列子代亚分支在美国等国家流行比例的逐渐增加，其可能成为全球新的主导毒株，导致新一轮疫情传播。2022 年 12 月 1 日至 2023 年 3 月 9 日，我国共检出 14 例由输入病例引起的本土关联 XBB.1.5 病例。目前未见任何国家报道 XBB.1.5 感染者的致病力增加，也无感染者住院比例和病死比例增加的报道，也未见其引起的临床症状与其他奥密克戎亚分支的差异。2022 年年底开始，随着我国防控政策的调整，我们已经经历了一次疫情高峰，人群抗体水平暂时相对较高，预期对其他奥密克戎变异株分支（包括 XBB）有较好的交叉保护作用，短期内，由 XBB 系列变异株包括 XBB.1.5 引发国内大规模流行的可能性较低。

二、流行病学特点

（一）传染源

传染源主要是指新型冠状病毒感染者，其在潜伏期即有传染性，发病后 3 天内传染性最强。奥密克戎变异株导致的感染，潜伏期多为 2 ～ 4 天，传播能力更强，传播速度更快，但致病力减弱。

（二）传播途径

1. 经呼吸道飞沫和密切接触传播是主要的传播途径。
2. 在相对封闭的环境中经气溶胶传播。
3. 接触被病毒污染的物品后也可造成感染。

（三）易感人群

人群普遍易感。感染后或接种新型冠状病毒疫苗后可获得一定的免疫力。老年人及伴有严重基础疾病的患者感染后重症率、病死率高于一般人群，接种疫苗后可降低重症及死亡风险。虽然奥密克戎变异株具有更强的免疫逃逸能力，现有疫苗对预防该变异株所致的重症和死亡仍有效。

三、法定传染病管理要求

根据《中华人民共和国传染病防治法》，我国将传染病分为甲类、乙类和丙类。2020 年我国将新型冠状病毒感染纳入法定传染病乙类管理，采取甲类传染病的预防、控制措施，即"乙类甲管"。当前，新型冠状病毒奥密克戎变异株已成为我国流行毒株，其致病力较早期明显下降，感染者中轻症和无症状者占多数。同时，我国 3 岁以上人群新型冠状病毒疫苗接种率超过 90%，广大医疗卫生人员积累了丰富的疫情防控和处置经验。

（一）新型冠状病毒感染实施"乙类乙管"

2023 年 1 月 8 日起，我国对新型冠状病毒感染实施"乙类乙管"。依据《中华人民共和国传染病防治法》，对新型冠状病毒感染者不再实行隔离措施；不再判定密切接触者；不再划定高低风险区；对新型冠状病毒感染者实施分级分类收治并适时调整医疗保障政策；检测策略调整为"愿检尽检"；调整疫情信息发布频次和内容。依据《中华人民共和国国境卫生检疫法》，不再对入境人员和货物等采取检疫传染病管理措施。

（二）依法进行传染病网络直报

基层医疗卫生机构一旦诊断新型冠状病毒确诊病例和无症状感染者后，应在24小时内通过中国疾病预防控制信息系统进行网络直报。

（王芳　杨晓欧）

防控策略

一、总体要求

（一）主要原则

坚持预防为主、防治结合，广泛开展早期预防、强化医疗救治服务；坚持分级分类、精准应对，加强监测预警和风险研判，实施分级防控响应；坚持社会协同、群防群控，积极发动群众，共同参与疫情防控；坚持依法依规、科学有效，发挥法治作用，落实各方防控责任。

（二）工作目标

工作重心由"防感染"转向"保健康、防重症"。围绕"保健康、防重症"，采取相应措施，最大程度保障人民身体健康和生命安全，最大限度减少疫情对社会经济发展的影响，有力保障首都社会秩序稳定和社会安全。

二、监测预警体系

（一）疫情监测

根据《北京市新型冠状病毒感染监测预警工作方案》，动态掌握人群新型冠状病毒的感染水平及其变化趋势，及时了解新型冠状病毒株变异情况及其生物学特性，科学研判和预测疫情发展态势。

1. 市民核酸和抗原检测监测

通过新型冠状病毒核酸检测信息系统和抗原检测信息平台，每日收集并汇总社区（村）居民自愿核酸和抗原检测、重点行业及重点机构人群核酸筛查检测、医疗机构就诊人员核酸检测等数据结果，动态分析和监测各类人群感染水平及变化趋势，科学研判和预测疫情规模、强度和流行时间。

2. 医疗机构新型冠状病毒感染病例监测

按照相关规定，社区卫生服务机构开展新型冠状病毒感染病例诊断和网络报告，市、区疾病预防控制中心对报告信息进行审核与订正。如为新型冠状病毒感染病例哨点监测医疗机构，每日应对门（急）诊就诊人数、具有发热及急性呼吸道症状人数、入院病例总数、严重急性呼吸道感染病例数及其中新型冠状病毒核酸或抗原检测人数、检测阳性人数等进行监测和动态分析。通过以上网络动态分析，研判新型冠状病毒致病性的变化趋势。

3. 社区感染水平监测

随机抽取社区（村）居民，开展全部家庭成员的社区（村）人员感染水平调查，以了解北京市人群新型冠状病毒感染率和不同地区、不同人群新型冠状病毒感染水平的变化，评估人群中新型冠状病毒感染情况。动态开展居民感染情况网络问卷调查，对人群感染水平、出现症状、人群特征、地区分布和就诊情况等进行监测，动态了解全市疫情进展情况。

4. 入境人员核酸检测监测

北京市疾病预防控制中心和北京海关共同建立入境人员核酸检测机制，对入境人员开展感染率和变异株监测。由北京海关按照科学抽样方法，每天从出现发热等新型冠状病毒感染症状且抗原检测阳性的入境人员中采集一定数量的咽拭子标本进行核酸检测，并每周将符合测序标准的标本送北京市疾病预防控制中心开展全基因组测序和分析，以动态掌握入境人员新型冠状病毒感染水平和病毒变异情况，及时发现输入的新变异株和潜在重要变异株。

5. 新型冠状病毒病原学监测

依托哨点医院、聚集性和暴发疫情监测等网络，开展新型冠状病毒阳性率及变异株构成监测，动态分析人群感染水平，及时发现本土流行的新变异株，并持续追踪潜在重要变异株，掌握其变化趋势。

6. 其他相关监测

开展重点机构监测、学生症状监测、污水监测、人口流动监测、互联网搜索大数据监测等，系统收集新型冠状病毒感染全链条数据，为预警响应提供全方位数据基础。

7. 监测信息分析与通报

北京市疾病预防控制中心在动态分析感染者，特别是重型、危重型和死亡病例的变化趋势时，如果发现感染异常升高、感染者呈聚集性分布或出现重型、危重型及死亡病例时，要及时核实并向北京市卫生健康委员会报告。根据防控需要，向社会发布预警信息。

8. 疫情信息发布

按照疫情发展态势和防控需要，适时发布疫情信息。北京市人民政府根据工作需要召开新闻发布会，组织相关领域专家，通过接受媒体采访等形式解疑释惑，普及防护知识，及时回应热点问题。

（二）风险评估和预警

组织业务能力强的专家和团队参加监测预警专班，强化与高校、科研院所合作，发挥大数据、人工智能和数学模型等技术优势，增强数据自动分析和辅助研判能力，提高监测预警的准确性和敏感性。基于多维度监测数据开展定性分析，实时监控疫情发展态势、疫情高峰及波及范围，及时探测异常信号。在定性分析基础上，综合考虑疫情流行强度、严重程度、医疗资源占用等因素，建立完善专家风险分析研判机制，提出疫情分级分类措施建议，实现分域定量预警。

（三）分级分类社会防控

根据疫情风险评估和预警分级情况，结合疫情防控实际需要，以区为单位，划定为非流行、流行和流行严重三个等级，分级分类实施社会面疫情防控响应措施。

1. 非疫情流行时措施

原则上不采取限流措施。积极推动疫苗接种，严格落实个人防护，保持社交距离，加强人员健康监测，如出现发热、呼吸道症状，及时报告单位，并开展抗原或核酸检测。阳性感染者做好自我健康管理，根据病情及时诊治，不提倡带病工作学习。如不可替代的关键岗位人员必须到岗，需做好个人防护，减少与他人接触。做好各类工作、学习、生活等场所的日常通风换气和清洁消毒。

2. 疫情流行时措施

在采取非疫情流行时的措施的基础上，还应当采取如下措施：

（1）患有基础病的老年人、孕妇、儿童尽量减少人员聚集并避免前往人员密集、通风不良场所，密切监测健康状况，出现相关症状时及时开展抗原或核酸检测，症状加重时及时前往医疗机构就诊。同住人员感染时，其他人员应做好个人防护，加强症状监测和进行抗原或核酸检测。

（2）养老机构、社会福利机构、医疗机构等重点机构应加强健康监测，加强日常消毒通风，准备充足的防护用品，及时排查新型冠状病毒感染者，限制各类聚集性活动，减少和控制聚集性疫情发生。核酸检测以单采单检为主，工作人员定期开展全员核酸检测，被照护人员定期开展核酸或抗原检测，两类人群的检测可交替开展。养老机构、社会福利机构等脆弱人群聚集场所原则上实施封闭管理，经属地防控工作领导小组批准同意，可在加强进出人员健康监测的基础上有序开放管理。

（3）学校或学前教育机构加强晨午检和因病缺勤监测，发生疫情后，减少或停止举办校内聚集性活动，减少人际接触，加强师生个人防护，根据疫情规模及波及情况，短期内涉疫中小学可采取线上教学，学前教育机构可临时关停。

（4）场站、市场商超、展销场所、会议中心、体育场馆、文化场馆、娱乐休闲场所、洗浴场所、宗教活动场所、餐饮场所、交通运输工具等人员容量大、空间密闭、容易产生聚集性疫情的场所，应加强个人防护和消毒通风，实施错峰、预约、限流等措施，减少人员聚集。加强场所内人员健康监测，如出现发热、呼吸道症状，及时开展抗原或核酸检测，检测阳性者不可带病上岗。

（5）农村地区可根据区域疫情形势和居民意愿，适当控制农村集市、庙会、文艺演出等聚集性活动规模和频次。

（6）重要活动时查验参加人员核酸或抗原检测阴性证明。

3. 疫情流行严重时措施

在上述措施的基础上，采取如下社会措施。

（1）养老机构、社会福利机构等重点机构严格执行封闭管理，取消非紧急必要的入院探视服务，所有物资无接触配送。

（2）各集体单位应强化个人防护，科学佩戴口罩，加强环境通风和清洁消毒；采取弹性工作制、错时上下班、控制到岗率，必要时可采取居家办公；工作期间减少人员聚集，减少线下会议培训频次或取消会议培训，如需举办，在严格落实个人防护、消毒通风措施前提下，压减线下会议人数；单位不提供堂食，实行错峰取餐。

（3）高校严格落实校园管理。

（4）维持社会基本运行的重点行业及党政机关企事业单位应建立关键岗位、关键程序工作人员轮岗、备岗制度，工作人员实行两点一线，减少对正常工作开展的影响。

（5）会议中心、体育场馆、文化场馆、市场商超、展销场所取消或推迟非必要的大型活动。

（6）商场、超市、银行、农贸（集贸）市场等营业场所停止促销等人员聚集活动，商场、银行等缩短营业时间。

（7）娱乐休闲场所、洗浴场所、宗教活动场所等缩短营业时间、严格预约限流、严控场内人数，必要时暂停营业或开放。

（8）营业场所除保障生活必需品供应的市场和大型连锁超市外，必要时暂停营业。

（9）场站、公园景区等较大空间和开放式公共场所，须加强客流引导，尽量分散、不扎堆。

（10）餐饮场所采取人员限流措施。

（11）限制市内针对老年群体的团体游，以及各类促销、讲座、培训等活动。

（12）公共交通运输工具根据需要加大运力保障，降低乘客聚集度。

三、提高预防控制水平

（一）大力开展疫苗接种

我国大规模的疫苗接种实践证明，我国的新型冠状病毒疫苗是安全、有效的。要进一步加强组织动员力度，科学评估接种禁忌，加快提高疫苗加强免疫接种覆盖率，特别是老年人群覆盖率，优先采取序贯加强免疫，努力做到"应接尽接"。在第一剂次加强免疫接种基础上，针对感染高风险人群（60岁及以上老年人群、具有较严重基础疾病人群和免疫力低下人群），推动开展第二剂次加强免疫接种。

（二）倡导坚持个人防护

广泛宣传倡导"每个人都是自己健康第一责任人"的理念，坚持戴口罩、勤洗手等良好卫生习惯，在公共场所保持人际距离，及时完成疫苗和加强免疫接种。疫情严重时，患有基础疾病的老年人、孕妇、儿童等尽量减少前往人员密集场所。无症状感染者和轻型病例落实居家自我照护，减少与同住人接触，按照相关指南合理使用对症治疗药物，做好健康监测，如病情加重及时前往医疗机构就诊。

（三）开展爱国卫生运动

坚持预防为主，深入开展爱国卫生运动，突出农村、城乡接合部、公共聚集场所等重点地区和薄弱环节，持续推进城乡环境整治，不断完善公共卫生设施。结合社区常态化防控工作，倡导文明健康、绿色环保的生活方式，开展健康知识普及，树立良好饮食风尚，推广文明健康生活习惯，推动爱国卫生运动进社区、进村镇、进家庭、进企业、进机关，推动疾病预防知识普及和健康理念深入人心，形成全社会参与、群防群控的社会氛围。

（四）调整人群检测策略

社区居民根据需要"愿检尽检"，不再开展全员核酸筛查。对医疗机构收治的有发热和呼吸道感染症状的门急诊患者、具有重症高风险的住院患者、有症状的医务人员开展抗原或核酸检测。疫情流行期间，对养老机构、社会福利机构等脆弱人群集中场所的工作人员和被照护人员定期开展抗原或核酸检测。对社区 65 岁及以上老年人、长期血液透析患者、严重糖尿病患者等重症高风险的社区居民，3 岁及以下婴幼儿，出现发热等症状后及时指导开展抗原检测，或前往社区设置的便民核酸检测点进行核酸检测。外来人员进入脆弱人群聚集场所等，查验 48 小时内核酸检测阴性证明并现场开展抗原检测。在社区保留足够的便民核酸检测点，保证居民"愿检尽检"需求。保障零售药店、药品网络销售电商等抗原检测试剂供应充足。

四、突出防控工作重点

突出重点机构、重点人群、农村地区的防控工作。

（一）重点机构

养老机构、社会福利机构、精神专科医院、监所、光荣院、军休所等人群集中机构结合设施条件分区管理，设立闭环管理区、流动管理区、健康观察区，防止交叉感染。如发现阳性感染者，按照"一院一策"原则，立即调整人员分区及密度、落实转移居住、分级分类诊治及终末消毒等措施，并立即开展全员核酸或抗原检测，后续根据检测结果和风险评估情况确定核酸检测频次。储备和组织养老机构应急支援队伍，将辖区内具备无障碍环境、照护服务能力的集中健康观察点，作为不具备分区管理条件机构中阳性人员、新轮换人员的集中健康观察点。学校、学前教育机构、大型企业等人员聚集的重点机构，应做好人员健康监测，发生疫情后及时采取减少人际接触措施，延缓疫情发展速度。

（二）重点人群

加强对居家老年人进行健康指导和科学防疫宣传，提升老年人的健康素养和传染病防护能力。通过家庭医生，开展健康教育、风险评估，将健康监测设备、治疗药品等资源向老年人倾斜，并做好使用指导和监测服务。对老年人新冠疫苗接种、核酸检测开辟"绿色通道"，完善服务设施。加强医务人员和就诊患者个人防护指导，强化场所内日常消毒和通风，对有症状的医务人员和医疗机构收治的发热、呼吸道感染等症状的就诊患者及重症高风险住院患者开展核酸或抗原检测。

（三）农村地区

加快推进农村地区老年人群新型冠状病毒疫苗接种，加强必需药品和抗原储备。提升新型冠状病毒感染患者接诊转诊能力，乡镇社区卫生服务中心发热诊室要"应设尽设""应开尽开"。统筹区级综合实力较强的二级及以上综合性医院，按照分区包片原则，与各乡镇卫生院建立对口帮扶机制，做好分级诊疗衔接，完善基层首诊、接诊、转诊流程，明确和畅通转诊"绿色通道"，提高转诊效率。充分发挥区、乡镇政府、村民委员会及其公共卫生委员会、乡镇卫生院和村卫生室作用，摸清村内合并基础性疾病的老年人、孕产妇、孤寡老人和留守儿童等人员健康情况，做好重症高风险人群健康监测，确保重症高风险感染者病情加重时可得到及时救治。加强农村地区返乡人员健康提示，特别是人口倒挂村、民俗村等外来人员聚集村镇要及时掌握假期返乡人员及节后进返京务工人员信息，适当控制农村地区聚集性活动规模，减少疫情传播风险。

（王芳　李述刚）

疫苗接种

坚持"知情、同意、自愿"原则，鼓励 3 岁及以上适龄无接种禁忌人群应接尽接。倡导公众特别是老年人积极主动全程接种疫苗和加强免疫接种。

一、接种策略

（一）3 ～ 17 岁人群

对于符合条件的 3 ～ 17 岁人群开展基础免疫，现阶段暂不推荐进行加强免疫。

（二）18 岁及以上人群

对于符合条件的 18 岁及以上人群开展基础免疫和第 1 剂次加强免疫，优先推荐开展序贯加强免疫。

（三）重点人群

对于感染高风险人群、60 岁及以上老年人群、具有较严重基础疾病人群和免疫力低下人群，在完成第 1 剂次加强免疫基础上，开展第 2 剂次加强免疫。

（四）完善疫苗接种策略

国家将根据疫苗研发、审批进展，结合疫情形势、病毒变异等情况，适时调整疫苗接种策略。

二、接种实施

（一）疫苗种类

目前我国批准附条件上市或紧急使用的新冠病毒疫苗共有 15 个，按照疫苗研发技术路线可分为四大类，分别为灭活疫苗，病毒载体疫苗、重组蛋白疫苗和核酸疫苗，疫苗名称和研发生产企业见表 1-1。

表 1-1　我国批准使用的新冠病毒疫苗类型

序号	疫苗类型	疫苗名称	疫苗简称	企业简称
1	灭活疫苗（5 个）	新型冠状病毒灭活疫苗（Vero 细胞）	灭活疫苗	北京生物
2				科兴中维

序号	疫苗类型	疫苗名称	疫苗简称	企业简称
3	灭活疫苗（5个）	新型冠状病毒灭活疫苗（Vero 细胞）	灭活疫苗	武汉生物
4				深圳康泰
5				医科院
6	病毒载体疫苗（3个）	注射用重组新冠病毒疫苗（5 型腺病毒载体）	注射腺病毒载体疫苗	康希诺
7		吸入用重组新冠病毒疫苗（5 型腺病毒载体）	吸入腺病毒载体疫苗	康希诺
8		鼻喷流感病毒载体新冠病毒疫苗	鼻喷流感病毒载体疫苗	北京万泰
9	重组蛋白疫苗（6个）	重组新冠病毒疫苗（CHO 细胞）	重组蛋白疫苗	智飞生物
10		重组新冠病毒融合蛋白疫苗（CHO 细胞）	重组蛋白疫苗	珠海丽珠
11		重组新冠病毒 Alpha/Beta 变异株 S 三聚体蛋白疫苗（CHO 细胞）	二价重组蛋白疫苗	神州细胞
12		重组新冠病毒疫苗（sf9 细胞）	重组蛋白疫苗	成都威斯克
13		重组新冠病毒蛋白亚单位疫苗（CHO 细胞）	重组蛋白疫苗	浙江三叶草
14		重组新冠病毒 Alpha/Beta/Delta/Omicron 变异株 S 三聚体蛋白疫苗（CHO 细胞）	四价重组蛋白疫苗	神州细胞
15	核酸疫苗（1个）	新冠病毒变异株 mRNA 疫苗	mRNA 疫苗	石药集团

（二）免疫程序

1. 未感染新冠病毒人群

（1）18 岁及以上人群

基础免疫

疫苗选择：所有获批使用的灭活疫苗、康希诺注射腺病毒载体疫苗和智飞生物重组蛋白疫苗。

接种剂次和间隔：灭活疫苗，接种 2 剂次，2 剂次接种间隔 ≥ 3 周，第 2 剂次在 8 周内尽早完成；康希诺注射腺病毒载体疫苗，接种 1 剂次；智飞生物重组蛋白疫苗，接种 3 剂次，相邻 2 剂次之间的接种间隔 ≥ 4 周，第 2 剂次尽量在接种第 1 剂次后 8 周内完成，第 3 剂次尽量在接种第 1 剂次后 6 个月内完成。

接种途径和接种部位：推荐上臂三角肌肌内注射。

加强免疫

第 1 剂次加强免疫。基础免疫 3 个月后进行第 1 剂次加强免疫，疫苗优先推荐神州细胞四价重组蛋白疫苗和石药集团 mRNA 疫苗，也可选择其他获批使用的重组蛋白疫苗、鼻喷流感病毒载体疫苗或吸入腺病毒载体疫苗。

第 2 剂次加强免疫。第 1 剂次加强免疫后 6 个月进行第 2 剂次加强免疫，疫苗优先推荐神州细胞四价重组蛋白疫苗和石药集团 mRNA 疫苗，也可选择其他获批使用的重组蛋白疫苗、鼻喷流感病毒载体疫苗或吸入腺病毒载体疫苗。

接种途径和接种部位。吸入腺病毒载体疫苗雾化后经口吸入，鼻喷流感病毒载体疫苗经鼻腔接种，其余均推荐上臂三角肌肌内注射。

（2）3～17岁人群

基础免疫

疫苗选择：科兴中维、北京生物和武汉生物的新冠病毒灭活疫苗以及智飞生物的重组蛋白疫苗。

接种剂次和间隔：灭活疫苗，接种2剂次，2剂次接种间隔≥3周，第2剂次在8周内尽早完成；智飞生物重组蛋白疫苗，接种3剂次，相邻2剂次之间的接种间隔≥4周，第2剂次尽量在接种第1剂次后8周内完成，第3剂次尽量在接种第1剂次后6个月内完成。

接种途径和接种部位：推荐上臂三角肌肌内注射。

加强免疫

暂不推荐接种。

（3）3岁以下儿童

暂不推荐接种。

新冠病毒感染人群的基础免疫和加强免疫程序见表1-2

2. 感染新冠病毒人群

（1）3岁及以上人群感染前未接种或未完成基础免疫

感染前接种状态：未接种疫苗，或接种1剂灭活疫苗，或接种1～2剂智飞生物重组蛋白疫苗。

感染后接种建议：感染3个月后接种1剂，18岁及以上人群疫苗优先推荐神州细胞四价重组蛋白疫苗和石药集团 mRNA 疫苗，也可选择其他获批使用的重组蛋白疫苗、鼻喷流感病毒载体疫苗或吸入腺病毒载体疫苗。3～17岁人群疫苗选择科兴中维、北京生物和武汉生物的新冠病毒灭活疫苗以及智飞生物的重组蛋白

表1-2 新冠病毒感染人群的基础免疫和加强免疫程序

人群	基础免疫		人群	加强免疫
	疫苗	程序	人群	疫苗
≥18岁	灭活疫苗（北京生物、科兴中维、武汉生物、深圳康泰、医科院）	接种2剂，2剂间隔≥3周	需接种第一剂加强免疫：所有≥18岁人群，基础接种满3个月	优先推荐： 四价重组蛋白疫苗（神州细胞） mRNA疫苗（石药集团） 其他选择： 二价重组蛋白疫苗（神州细胞） 吸入用腺病毒载体疫苗(北京万泰) 鼻喷流感病毒载体疫苗（康希诺） 重组蛋白疫苗（智飞生物） 重组蛋白疫苗（珠海丽珠） 重组蛋白疫苗（成都威斯克） 重组蛋白疫苗（浙江三叶草）
	注射腺病毒载体疫苗（康希诺）	接种1剂	需接种第二剂加强免疫：优先推荐四类人群（感染高风险人群、60岁以上老年人群、具有较严重基础性疾病人群和免疫力低下人群），其他第一剂加强免疫满6个月	
	重组蛋白疫苗（智飞生物）	接种3剂 相邻2剂间隔≥4周		
3~17岁	灭活疫苗（北京生物、科兴中维、武汉生物）	接种2剂 2剂间隔≥3周	暂无需加强免疫	
	重组蛋白疫苗（智飞生物）	接种3剂 相邻2剂间隔≥4周		

疫苗。

（2）3岁及以上人群感染前完成基础免疫或者18岁及以上人群感染前完成加强免疫

感染前接种状态：完成基础免疫包括接种2剂灭活疫苗，或接种1剂注射腺病毒载体疫苗，或接种3剂智飞生物重组蛋白疫苗。完成加强免疫包括基础免疫基础上接种1~2剂任何类型疫苗。

感染后接种建议：现阶段暂不推荐继续接种。

（3）3岁以下儿童

暂不推荐接种。

国家将根据疫苗研发、审批进展，结合疫情形势、病毒变异等情况，适时研究调整接种策略。

未感染新冠病毒人群的接种建议见表1-3

（三）接种流程

接种前需做好受种者健康询问，科学把握接种禁忌，签署知情同意书后方可实施接种。接种过程中，做好规范和安全的接种操作、接种信息登记和疫苗流向管理。接种后，需留观30分钟。留观期间，受种者出现身体不适的，医护人员应立即进行处置。急救区应备用疑似预防接种异常反应登记表和急救处置表，对出现的疑似预防接种异常反应和进行临床处置的患者进行登记。

（四）新冠病毒疫苗接种禁忌

按照国家卫生健康委员会（国家卫健委）印发的《新冠病毒疫

表1-3　未感染新冠病毒人群的接种建议

人群	感染前接种状态		感染后接种建议	
	接种状态	具体情况	间隔	疫苗
≥3岁	未接种	0剂	感染后满3个月接种1剂	≥18岁人群—— 优先推荐 四价重组蛋白疫苗（神州细胞） mRNA疫苗（石药集团） 其他选择： 二价重组蛋白疫苗（神州细胞） 鼻喷流感病毒载体疫苗（北京万泰） 吸入用腺病毒载体疫苗（康希诺） 重组蛋白疫苗（智飞生物） 重组蛋白疫苗（珠海丽珠） 重组蛋白疫苗（成都威斯克） 重组蛋白疫苗（浙江三叶草） 3～17岁人群—— 选择：灭活疫苗（北京生物、科兴中维、武汉生物） 重组蛋白疫苗（智飞生物）
	未完成基础免疫	接种1剂灭活疫苗 接种1剂或2剂重组蛋白疫苗		
	完成基础免疫	接种2剂灭活疫苗型疫苗	暂无需继续接种	

苗接种技术指南（第一版）》，通常的新冠病毒疫苗接种禁忌包括以下几种情况。

对疫苗的活性成分、任何一种非活性成分、生产工艺中使用的物质过敏者，或以前接种同类疫苗时出现过敏者。

既往发生过疫苗严重过敏反应者（如急性过敏反应、血管神经性水肿、呼吸困难等）。

患有未控制的癫痫和其他严重神经系统疾病者（如横贯性脊髓炎、吉兰－巴雷综合征、脱髓鞘疾病等）。

正在发热者，或患急性疾病，或慢性疾病的急性发作期，或未控制的严重慢性病患者。

妊娠期妇女。

（五）特殊健康人群接种建议

按照国家卫健委印发的《新冠病毒疫苗接种技术指南（第一版）》，对特殊健康人群的新型冠状病毒疫苗接种建议如下。

1. 慢性病人群

慢性病人群为感染新型冠状病毒后的重症、死亡高风险人群。健康状况稳定，药物控制良好的慢性病人群不作为新冠病毒疫苗接种禁忌人群，建议接种。

2. 育龄期女性

如果在接种后怀孕或在未知怀孕的情况下接种了疫苗，不推荐仅因接种新冠病毒疫苗而采取特别医学措施（如终止妊娠），建议做好孕期检查和随访。对于有备孕计划的女性，不必仅因接种新冠病毒疫苗而延迟怀孕计划。

3. 哺乳期女性

建议对新型冠状病毒感染高风险的哺乳期女性（如医务人员等）接种疫苗。考虑到母乳喂养对婴幼儿营养和健康的重要性，参考国际上通行做法，哺乳期女性接种新冠病毒疫苗后，建议继续母乳喂养。

4. 免疫功能受损人群

免疫功能受损人群疫苗接种后的免疫反应及保护效果可能会低于免疫功能正常人群，但由于该人群是感染新型冠状病毒后的重症、死亡高风险人群，建议接种灭活疫苗和重组蛋白疫苗。

（李娟　宣靓）

公众健康教育与宣传引导

一、引导公众树立正确的健康理念

坚持预防为主，培养健康生活方式，主动从正规途径获取健康知识，将健康理念和要求融入公众日常生活的方方面面，提高个人健康素养。作为公众健康教育与宣传的重点，要让"每个人都是自己健康第一责任人"的理念牢牢树立在公众心里，从自身做起，承担对家庭和社会的健康责任。

二、传递公众健康教育核心信息

（一）宣传首都市民卫生健康公约

1. 合理膳食——食物多样搭配，减油减盐减糖

平衡膳食是人体获得适宜能量和充足营养素的基础，平

均每天至少摄入 12 种食物，每周 25 种以上。日常饮食注重巧妙搭配、合理烹调。注重主食粗细搭配，副食荤素搭配。培养清淡口味，正确使用盐勺和油壶，少吃高盐和油炸食品，少喝或不喝含糖饮料，多饮白开水、淡茶水。

2. 文明用餐——倡导公勺公筷，拒绝食用野味

分餐和使用公筷、公勺可以降低疾病传播的风险。提倡家庭成员固定餐具，使用公勺公筷，有条件可以分餐。避免帮助孩子咀嚼食物、与孩子共用餐具等做法。接触和食用野生动物都会增加罹患疾病的风险，每个人都应保护野生动物，尊重自然，拒绝食用野味。

3. 科学健身——坚持体育锻炼，保持健康体重

规律、科学地进行身体活动既有助于提高机体抵抗力，又能降低心血管疾病、糖尿病和骨质疏松等慢性疾病的发生风险，还可帮助保持健康体重。提高身体活动意识，培养运动习惯，将身体活动融入日常生活中。掌握科学运动技能，避免运动损伤，少静多动，减少久坐。WHO 建议成年人每天宜坚持中等强度运动 30 分钟，每周不少于 150 分钟。体重指数（body mass index，BMI）应保持在 18.5 ~ 23.9kg/m^2 之间，女性腰围控制在 80cm 以内，男性腰围控制在 85cm 以内。

4. 控烟限酒——遵守控烟条例，切勿过量饮酒

吸烟和二手烟会导致癌症、心血管疾病、呼吸系统疾病等多种疾病。遵守《北京市控制吸烟条例》，不在禁烟场所吸烟，远离二

手烟危害，倡导戒烟，任何年龄戒烟均可获益。酒几乎不含有营养成分，还会增加能量摄入。经常过量饮酒，会伤害肝、胃等器官，导致肝硬化、肥胖等多种疾病，增加交通事故和暴力事件的发生。不提倡饮酒，如饮酒应适量，切勿过量。

5. 心理平衡——理解包容乐观，家邻同仁和睦

心理健康与身体健康之间可产生相互影响，保持乐观、开朗、豁达的生活态度和积极的情绪，学会换位思考和理解包容，用科学的方法缓解压力。自我调适不能缓解时，要及时寻求专业帮助。家庭成员之间应平等沟通交流，邻里间、同事间、朋友间应和睦相处。

6. 规律作息——保证充足睡眠，减少视屏时间

充足的睡眠能够提高注意力、记忆力和免疫力，睡眠不足会影响新陈代谢，加速衰老。注意起居有常，保证每天足够的睡眠时间，成年人 7 ~ 8 小时，儿童、青少年 8 ~ 10 小时。主动控制视屏时间，抵制网络成瘾。中小学生非学习目的使用电子屏幕产品单次不宜超过 15 分钟，每天累计不宜超过 1 小时。

7. 讲究卫生——坚持刷牙洗手，定期清洁居室

养成良好的个人卫生习惯，早晚刷牙，饭后漱口，定期检查牙齿，不共用毛巾和洗漱用品。注意手卫生，饭前便后、外出回家后要立即洗手。洗手使用流动水，使用肥皂或洗手液充分揉搓双手。保持室内空气清新，每日开窗通风 2 ~ 3 次，每次 30 分钟。定时清理家中卫生死角，必要时进行居室预防性消毒，做到居室净、厨

房净、厕所净。

8. 知礼守礼——掌握健康礼仪，社交距离适宜

遵守健康礼仪可以减少疾病传播，既保护自己，又保护他人。在日常生活中提倡拱手不握手，做到咳嗽或打喷嚏时使用纸巾或者肘部遮掩口鼻；不随地吐痰，需要吐痰时，应把痰吐在纸巾里包起来，扔入垃圾桶；在公共场所或社交活动时，保持适当距离，必要时佩戴口罩。

9. 注重预防——定期参加体检，及时有序就医

疾病的预防远重于治疗，采取科学有效的预防措施可以使人不得病、少得病、晚得病。定期体检，及时掌握自己的身体状况，若检查发现问题或出现不适，应及时就医。就医时应选择正规医疗机构，遵循"基层首诊、双向转诊、急慢分治、上下联动"的分级诊疗的原则。

10. 保护环境——节约公共资源，垃圾分类投放

倡导简约适度、低碳环保、益于健康的生活方式。日常生活中注意节能减排、绿色出行、爱护环境。自觉维护社区、单位等场所的卫生，爱护公共设施。不在楼道等公共区域堆放杂物，及时清理外环境垃圾，清除病媒生物滋生地，宠物粪便应随手带走并扔到垃圾桶。减少生活垃圾产生，不随意丢弃、抛撒垃圾，积极实施垃圾分类。

（二）指导公众掌握科学防控知识

1. 个人日常防疫行为准则

（1）提前接种疫苗，科学佩戴口罩，勤洗手，注意咳嗽礼仪，少聚集。

（2）规律作息、经常锻炼身体、适当多喝水、健康饮食、保持良好心态。

（3）居家和工作场所定时开窗通风。做好居室日常卫生。

（4）出差或旅行前，关注目的地疫情流行情况，做好出行计划。

（5）乘坐飞机、高铁、火车、空调大巴等公共交通工具时，应佩戴口罩，随时做好手卫生。

2. 老年人、儿童等重点人群防疫行为准则

（1）60 岁及以上老年人、具有较严重基础疾病人群和免疫力低下人群等重症高风险人群尽快完成全程接种和加强免疫，降低重症发生风险。

（2）在疫情流行期间，老年人、慢性基础疾病患者、孕妇、儿童和伤残人士等人群尽量减少前往人群密集的公共场所，确需前往应全程佩戴口罩。

（3）在疫情流行期间，老年人、孕妇、儿童等免疫力较弱的人群不建议进行长途旅行。

（4）老年人、慢性基础疾病患者、孕妇、儿童等人群如出现发热、呼吸道感染等症状及时开展抗原或核酸检测。

（5）老年人、慢性基础疾病患者、孕妇、儿童等人群合理使

用对症治疗药物，注意药品适用人群和多种药品联合使用禁忌，密切关注患者健康状况，必要时及时就诊。

3. 感染者防疫行为准则

（1）居家期间，尽可能待在通风较好、相对独立的房间，减少与同住人员近距离接触，如条件允许应使用单独的卫生间。避免与同住人员共用餐具、毛巾、床上用品等日常生活用品。

（2）非必要不外出，避免前往人群密集的公共场所，不参加聚集性活动。如需外出，应全程佩戴 N95/KN95 口罩。

（3）合理使用对症治疗药物，做好自我健康监测。老年人、慢性基础疾病患者、孕妇、儿童和伤残人士等特殊人群要密切关注自身健康状况，必要时及时就诊。

（4）陪护人员尽量固定，首选身体健康、完成全程疫苗接种及加强接种的人员。

（5）做好居室台面、门把手、电灯开关等接触频繁部位及浴室、卫生间等共用区域的清洁和消毒。使用常规家用清洁产品并按说明使用，注意清洁剂和消毒剂的安全存放。

（三）指导公众科学消毒

消毒是阻断传染性疾病传播途径的有效措施和手段。使用消毒剂时，严格按照使用说明书进行操作，消毒剂的使用浓度并不是越高越好，高浓度会腐蚀物品。消毒剂会损害皮肤及黏膜，消毒时要佩戴好口罩、手套，做好防护。避免出现"放松消毒"和"过度消毒"的情况。

1. 消毒误区

对室外环境开展大规模消毒，对外环境进行空气消毒；直接使用消毒剂对人体消毒；对车辆外表喷洒消毒剂；对人工湖、水塘、水库等环境投加消毒剂；不按照消毒产品说明书使用，超范围使用；认为消毒剂浓度越高，预防性消毒效果越好。

2. 有针对性消毒

只有在通过消毒能够阻断传播途径的时候才有必要实施消毒。没有明确污染的情况下，没有必要对室外场所的地面、路面甚至绿化带进行大规模的喷洒消毒，也没有必要对室外的空气进行消毒。

3. 避免无效消毒

直接使用消毒剂对鞋底、车辆及轮胎喷洒消毒剂，均无法起到消毒的作用。对人工湖、水塘、水库等环境投加消毒剂，可能会造成水体污染。

4. 消毒剂和消毒方法的选择同样重要

认真阅读说明书，选择正确的消毒方法是安全、有效使用消毒剂的前提。例如，季铵盐消毒剂在做擦拭消毒、浸泡消毒的时候，通常安全性比较高，但是用它去做喷雾、熏蒸、气雾消毒的时候，吸入带来的风险就相对较高，对室内空气消毒时需要在无人条件下进行；酒精主要用于手消毒以及小件物品的消毒，用酒精进行喷雾消毒风险较高，不推荐用酒精进行空气消毒等大面积消毒。

5. 消毒剂的使用浓度和剂量要科学

使用浓度和剂量只要能够达到消毒效果就可以了，过大的剂量会伴随安全风险。使用的时候，应该按照消毒剂说明书规定的用量来使用。

6. 使用消毒剂的时候要做好个人防护

开展预防性消毒的时候，无关人员应该尽量远离消毒操作区域。消毒操作人员可以根据需要来选择戴手套、戴口罩、戴护目镜、穿防护服等，保证自身安全，避免消毒剂对人的眼睛、皮肤和黏膜等造成刺激。

（四）指导公众合理用药

合理用药是指安全、有效、经济地使用药物。优先使用基本药物是合理用药的重要措施。

用药要遵循能不用就不用、能少用就不多用，能口服不肌注，能肌注不输液的原则。

如需要自购药品，应到合法的医疗机构或药店，注意区分处方药和非处方药，处方药必须凭执业医师处方购买。

阅读药品说明书是正确用药的前提，特别要注意药物的禁忌、慎用、注意事项、不良反应和药物间的相互作用等事项。如有疑问要及时咨询医生或药师。

处方药要严格遵医嘱，切勿擅自使用。特别是抗菌药物和激素类药物，不能自行调整用量或停用。

任何药物都有不良反应，非处方药长期、大量使用也会导致不良后果。用药过程中如有不适要及时咨询医生或药师。

孕期及哺乳期妇女用药要注意禁忌；儿童、老年人和有肝脏、肾脏等方面疾病的患者，用药应谨慎，用药后要注意观察；从事驾驶、高空作业等特殊职业者要注意药物对工作的影响。

药品存放要科学、妥善，防止因存放不当导致药物变质或失效。谨防儿童及精神异常者接触，一旦误服、误用，及时携带药品及包装就医。

保健食品不能替代药品。

（五）指导公众提高依从性

在疾病治疗、康复的过程中，须严格按照医生的治疗方案，积极配合医生治疗。遵从医嘱按时按量用药，按照医生的要求调配饮食、确定活动量、改善自己的行为。不要有病乱求医、使用几个方案同时治疗，更不能凭一知半解、道听途说自行买药治疗。

三、政策宣传引导及专业培训

（一）政策宣传

1. 对公众的政策宣传

采取召开新闻发布会、组织专家采访、撰写文章等多种形式加强宣传解读"乙类乙管"政策措施。各区、各部门要结合实际，制作简洁明了、图文并茂、通俗易懂的宣传解读材料，做好宣传推广，便于公众理解和基层参照执行。利用大型商圈、街道、户外 LED 大屏以及公交、地铁移动电视等户外移动媒体，播放有关视频报道或宣传片。

2. 对相关工作人员的政策宣传

利用相关工作组或专班，通过疫情防控视频会商会、调度会等方式，对疫苗接种、药物储备、医疗资源准备、分级分类诊疗、疫情监测、宣传引导等工作开展部署培训和政策解读，明确工作目标，细化工作要求，推动工作落实。各行业主管部门及时调整相关政策，加强督促指导，确保相关要求落实到位。

（二）落实"四方责任"

认真落实《新型冠状病毒感染防控方案（第十版）》，强化属地、部门、单位、个人疫情防控责任意识，牢固树立重大疫情全国防控一盘棋的意识；进一步提高政治站位，加强统筹领导，优化调整工作机构及职责，细化各部门任务分工；疫情严重时加强市级统一指挥调度，非疫情流行时强化牵头部门作用，与相关部门、属地各负其责形成合力，广泛宣传和强调"四方责任"和措施要求；各有关部门按照各自职责，及时调整相关政策，发挥行业指导作用，切实做好本行业、本系统疫情防控指导服务工作。各单位要继续做好员工健康监测、督促员工及时接种疫苗，疫情流行期间重点机构、单位适时采取严格的管控措施，防止聚集性疫情的发生。

（三）专业培训

1. 疫情防控方案培训

以《新型冠状病毒感染防控方案（第十版）》《关于对新型冠状病毒感染实施"乙类乙管"的总体方案》等文件为基础，对相关工作人员进行培训，包括地方联防联控机制及教育、工业和信息化、公安、民政、司法、卫生健康、海关、医保、中医药、药监、疾控等疫情防控相关行政管理人员，从事疫苗接种、药物储备、医疗资源准备、分级分类诊疗、疫情监测、宣传引导等疫情防控相关工作的专业技术人员，以及社区工作一线人员。制订培训计划和培训实施方案。坚持问题导向和目标导向，紧紧围绕防控工作实际和特点，组织系列培训和分层培训，根据不同培训对象，提高针对性，尤其要加强基层一线工作人员的培训，确保培训效果，以服务于实际工作。

2. 临床诊疗培训

以《新型冠状病毒感染诊疗方案（试行第十版）》为基础，分级分类开展临床诊疗培训。

对于二级及以上大型医院医务工作者培训

开展新型冠状病毒感染的诊断、分型、抗病毒治疗、支持治疗、重症救治等专题的培训，让参与培训的医生掌握重症医学治疗理念，能够熟练使用呼吸机、连续性肾脏替代治疗（CRRT）设备等，有能力开展重要器官功能支持，具备重症医学临床能力。

对于基层医务工作者培训

开展新型冠状病毒感染诊断、风险评估、转诊指征、重点人群救治、抗病毒治疗、居家康复、社区管理等专题培训。提高对重症高风险人群的识别、处置和分类分级健康服务能力，确保重症高风险感染者病情加重时可得到及时救治。及时发现有住院需求的人员，按照"应收尽收""应转尽转"的原则，及时转诊至有诊疗能力的医院进行救治。

（沈蒿　李述刚）

院内感染控制

一、日常监测

（一）发热门诊（诊室）就诊患者监测

医疗机构每日统计各发热门诊（诊室）的就诊人数、核酸和抗原检测数及阳性数，逐级报告。动态分析发热门诊（诊室）就诊人数和感染率变化情况。

（二）环境空气监测

医疗机构每季度对感染高风险部门，Ⅰ、Ⅱ类环境、部分Ⅲ类环境进行空气监测1次，血透专科按规范要求每月1次；当怀疑感染暴发与空气有关时可立即开展监测。

（三）物表监测

医疗机构每季度对感染高风险部门，Ⅰ、Ⅱ类环境、部分Ⅲ类环境进行物表监测 1 次；当怀疑感染暴发与空气有关时可立即开展监测。

（四）手卫生监测

医疗机构每季度对感染高风险部门，感染高风险操作的医务人员进行 1 次手卫生监测，或根据专科要求调整监测频率；当怀疑感染暴发与空气有关时可立即开展监测。

（五）污水处理监测

医疗机构应建立污水处理设备、设施，负责机构内污水的处理和排放，排放的污水必须符合国家规定的排放标准。

污水处理应设专业人员管理，管理人员要具备很强的责任心，每日定时巡视设备运转及污水排放情况，并认真记录。

二、分区管理

机构内按照感染的风险划分低度感染危险区域、中度感染危险区域、高度感染危险区域、极度感染危险区域。根据环境污染的风险分级和环境卫生等级管理规范，对不同区域的日常清洁与消毒提出基本要求并建立标准化操作规程。

（一）清洁和消毒方法

1. 日常清洁消毒

日常清洁以使用清水的湿式清洁为主，辅以清洁剂。消毒时应针对病原体特点选择消毒剂种类及浓度。

2. 随时消毒

对疑似、确诊病例和无症状感染者污染的环境、设备设施和物品及时进行消毒处理。当接诊疑似、确诊患者后，如果环境、设备设施和物品存在血液、体液、分泌物污染的风险时，传染源离开后，应及时进行消毒。根据传染病患者的数量和暴露范围增加消毒频次及浓度，针对病原体特点选择消毒剂种类及浓度。对疑似或确诊新型冠状病毒感染的肺炎患者活动区域，使用有效的消毒剂并按规范流程进行消毒，并达到有效清洁效果。

3. 终末消毒

传染源离开就诊区域后在无人情况下进行的彻底清洁消毒，应确保终末消毒后的场所及其中的各种物品不再有病原体存在。推荐采用有效浓度的高水平消毒剂（含氯消毒剂、过氧化物类消毒剂等）进行全面雾化／喷洒／熏蒸。

终末消毒要对室内所有环境和物表进行清洁消毒：移动室内所有可移动的设备和家具＋有效的消毒方法＋清除废物＋清理物品＝清洁与消毒合格。

注意事项：被病人血液、体液、呕吐物、排泄物或病原微生物污染时，应根据具体情况，选择高水平消毒剂消毒。对于少量（＜10ml）的溅污，可先清洁再消毒；对于大量（＞10ml）的血液或体液的溅污，应先用吸湿材料去除可见的污染，然后再进行清洁消毒。

（二）清洁消毒顺序

清洁各区域时，应按先洁后污、先上后下、由里及外、由轻度污染到重度污染的顺序进行。

（三）清洁消毒要做好质控与记录

以清洁消毒后区域内环境整洁，地面无杂物，台面无污迹、尘埃，无异味等为基本标准。如医疗机构有条件，可以使用荧光标记法、ATP法监测患者诊疗区域内高频接触的环境和物体表面。每次消毒均应记录，包括日期、执行时间、消毒方法、责任人等信息。

（四）对环境设施设备的清洁消毒措施

应根据环境感染危险度类别和卫生等级管理要求选择清洁消毒的方法、强度、频率，以及相应的清洁用具和制剂。不同区域的清洁用具建议用不同颜色编码，清洁工具不交叉使用。

1. 物体表面、地面清洁消毒方法及频次

针对不同消毒对象，应参照产品说明书或《医疗机构消毒技术规范》推荐的消毒剂浓度、作用时间和消毒方法进行消毒，以确保消毒效果。不应盲目增加消毒剂浓度、延长作用时间。地面、墙壁、门窗、窗帘、物体表面使用消毒剂喷洒至表面湿润，并达到所用消毒剂作用时间后再清洁擦拭。

医疗机构的清洁消毒频次可根据诊疗工作量、区域的风险等级及开放时长确定。推荐频次：各诊区工作开始前和结束后应进行日常清洁消毒。在诊疗高峰时段内，低风险区域日常清洁消毒至少每4小时1次；中风险区域至少每3小时1次；高风险区域至少每小时1次；极高风险区域每诊疗1次就要进行1次。

2. 空气净化消毒方法、频次

有通风条件的环境，在不影响诊疗情况下可持续通风；在不适于持续通风的环境中：低风险区域，每日开窗通风≥2次，中风险区域每日开窗通风≥3次，高风险区域每日开窗通风≥4次，极高风险区域每日开窗通风≥4次（每次通风>30分钟）并辅以其他空气消毒设备。无通风条件时，可选择使用适用于有人环境的空气净化或消毒设备，无人时可选择紫外线灯照射消毒，疑似/确诊患者离开此区域后应进行终末清洁消毒。

三、个人防护要求

遵守标准预防原则，严格执行手卫生，工作结束后进行个人卫生处置，并注意呼吸道与黏膜防护。根据感染危险性程度采取分级防护，结合具体诊疗操作风险，采取适宜的防护措施。

（一）标准预防原则

指针对医院所有医务人员采取的一组预防感染措施，包括手卫生，根据预期可能的暴露选用手套、隔离衣、口罩、护目镜或防护面屏，以及穿戴合适的防护用品处理患者环境中污染的物品与医疗器械（表1-4）。

<table>
<tr><th colspan="4">表1-4　医务人员个人防护等级标准</th></tr>
<tr><th>防护用品</th><th>一级防护</th><th>二级防护</th><th>三级防护</th></tr>
<tr><td>工作服</td><td>●</td><td>●</td><td>●</td></tr>
<tr><td>一次性隔离衣</td><td>●</td><td></td><td></td></tr>
<tr><td>医用一次性防护服</td><td></td><td>●</td><td>●</td></tr>
<tr><td>一次性医用手套</td><td>●</td><td>●</td><td>●</td></tr>
<tr><td>医用一次性外科防护口罩</td><td>●</td><td></td><td></td></tr>
<tr><td>N95 口罩</td><td></td><td>●</td><td></td></tr>
<tr><td>防护面屏或护目镜</td><td></td><td>●</td><td></td></tr>
<tr><td>工作帽</td><td>●</td><td>●</td><td>●</td></tr>
<tr><td>一次性鞋套</td><td>●</td><td>●</td><td>●</td></tr>
</table>

防护用品	一级防护	二级防护	三级防护
正压全面罩或长管呼吸器			●

（二）手卫生

1. 设施配备

与诊疗工作相匹配的流动水洗手和卫生手消毒设施；有条件的医疗机构在诊疗区域均宜配备非手触式水龙头；配备干手用品或设施。

2. 洗手和卫生手消毒指征

（1）接触患者前。

（2）清洁、无菌操作前，包括进行侵入性操作前。

（3）暴露患者体液风险后，包括接触患者黏膜、破损皮肤或伤口、血液、体液、分泌物、排泄物、伤口敷料等之后。

（4）接触患者后。

（5）接触患者周围环境后，包括接触患者周围的医疗相关器械、用具等物体表面后。

3. 医务人员洗手方法

六步洗手法（每步揉搓时间至少 15 秒）。

第一步，内，洗手掌。手心相对，手指并拢相互搓揉。

第二步，外，洗手背。手心对手背，手指交叉，沿指缝相互搓揉。双手交换进行。

第三步，夹，洗指缝。手心相对，手指交叉，相互搓揉。

第四步，弓，洗指背。一手弯曲呈空拳，放另一手的手心，旋转搓揉。双手交换进行。

第五步，大，洗拇指。一手握住另一只手的大拇指，旋转搓揉。双手交换进行。

第六步，立，洗指尖。一手五指指尖并拢，放在另一只手的手心，旋转搓揉。双手交换进行。

最后，要用洗干净的手接一些水，冲洗一下水龙头。

4. 手消毒剂选择

手消毒剂应符合国家有关规定和 GB 27950-2020 《手消毒剂通用要求》的要求，在有效期内使用。

5. 注意事项

戴手套不能代替手卫生。

（张冬梅）

中医药预防

一、养正气

（一）生活调护

1. 舒畅情志

"恐则气下，惊则气乱"，以平和的心态面对疾病。应保持愉快心情，对外界事物保持浓厚的兴趣，使气机宣畅，通泄自如。

2. 食有节

"五谷为养，五果为助，五畜为益，五菜为充，气味合而服之，以补精益气"，饮食宜清淡、规律、易消化，营养搭配均衡。亦可制作药膳，如银耳雪梨百合羹，还可选用具有和胃化湿功效的藿香、紫苏叶，疏风清热作用的金银花、菊花，健脾补肺作用的山药、莲子、芡实等制作药膳。

3. 起居有常，规律作息

保障充分的睡眠，顺应气候变化，注意防寒保暖和节气保健。

4. 运动调节，适当锻炼

可选择中医传统的运动方法，如八段锦、五禽戏、简式太极拳、六字诀等，根据自身情况习练，以呼吸频率稍微加快、运动后微微汗出为宜。

（二）药物干预

1. 桑术养正饮

适用人群：适用于新型冠状病毒易感人群的预防。

组成：桑叶 3g、苍术 6g、白茅根 6g、金银花 3g、陈皮 3g、生黄芪 6g。

功能主治：宣肺利湿，辟秽解毒，和中扶正。

服用方法：每日 1 剂，开水泡服，代茶频频饮服。

2. 双根透邪饮

适用人群：适用于老年人、儿童，以及其他新型冠状病毒易感人群的预防。

组成：芦根 15g，白茅根 15g，淡竹叶 3g，生甘草 3~6g，蝉蜕 3~6g。

功能主治：清热、透邪、解毒。

服用方法：加水适量，煎煮 15~20 分钟，可放适当冰糖、蜂蜜或者柠檬等调味共饮。

3. 代茶饮方

适用人群：适用于普通人群的预防。

组成：生黄芪 9g、金银花 5g、广藿香 3g。

服用方法：每日 1 剂，开水泡服，代茶频频饮服。

4. 中成药预防

中成药推荐：玉屏风颗粒。

适用人群：适用于容易体虚感冒、自汗恶风者的预防。

用法用量：每次 5g，一天 3 次，开水冲服。

（三）非药物干预

1. 艾灸

选穴：足三里、关元、气海等。

功效：强身健体，扶助身体正气。

用法：艾炷灸 5~10 壮，或艾条灸 15~30 分钟。

2. 穴位按压

按揉合谷穴

位置：合谷穴位于虎口，第一、二掌骨间，第二掌骨桡侧中点。

操作方法：采用拇指按揉法在穴位上操作，右手拇指按揉左手合谷，左手拇指按揉右手合谷。揉动的过程中，以自己感到酸胀为度，带动皮下组织运动，拇指和皮肤之间不能有摩擦。在两侧合谷穴上按揉持续时间各 3 ~ 5 分钟，每天早晚各做 1 次。

揉擦迎香穴

位置：迎香穴位于鼻翼外缘中点旁，鼻唇沟中。

操作方法：采用擦法操作，左手擦左侧，右手擦右侧。先擦热双手，握空拳，以两手拇指指间关节背侧，紧贴于鼻梁两侧，上下摩擦，或以中指指腹上下摩擦。上下一次为一拍，可做 4 个八拍或以发热为度。每天早晚各做 1 次。

按揉风池穴

位置：风池穴位于后枕部，胸锁乳突肌与斜方肌上端之间的凹陷处。

操作方法：采用拇指按揉法操作。双手放在头部两侧，掌心对着耳朵，双手拇指分别按在两侧的风池穴上。揉动的过程中，以自己感到酸胀为度，带动皮下组织运动，手指和皮肤之间不能有摩擦。

二、"避毒气"

"虚邪贼风，避之有时"。面对传染病，避其邪气，保其正气是重要的防疫思想和措施。在现代科技的影响下，我们拥有比古人更加丰富的"避毒气"方法，如养成良好卫生习惯：戴口罩、勤洗手、勤消毒、外出与他人保持"一米线"的间距等。也可以选择使用含有苍术、藿香等辟秽化浊功效的药物制作的熏香、香囊等。还可选择艾草、苍术等进行中药熏蒸，但在操作中应注意艾烟有一定的刺激性，慢性支气管炎、慢性阻塞性肺疾病、哮喘、过敏性鼻炎等患者或有儿童的家庭慎用。

三、防传变

中医"防传变"，一是既病防变、防止其传变；二是除邪务尽、病愈防复。病愈防复就是在病愈或病情稳定之后，时刻掌握健康管理和防治的"主动权"，预防疾病复发或并发症发生。新型冠状病毒感染进入恢复期后，仍然有相关不适症状，采用中医康复治疗，可达到邪尽病愈的目的。

（一）中成药康复

1. 临床表现：气短、多汗、胸闷、心悸、干咳
   中成药治疗：宜服用具有补肺益肾功效的中成药
   中成药推荐：生脉饮、金水宝胶囊、蛤蚧定喘胶囊等。

2. 临床表现：乏力、纳差、腹胀、便溏
   中成药治疗：宜服用具有健脾和胃功效的中成药
   中成药推荐：补中益气丸、参芪口服液、潞党参口服液、香砂六君丸等。

3. 临床表现：失眠、焦虑、抑郁
   中成药治疗：宜服用具有养心安神功效的中成药
   中成药推荐：加味逍遥丸、百乐眠、舒肝解郁胶囊等。

（二）中医非药物疗法康复

针灸治疗推荐穴位：足三里（艾灸）、百会、太溪。

隔物灸贴取穴：大椎、肺俞、脾俞、孔最、每次贴敷 40 分钟，每日一次。

艾灸治疗推荐穴位：大椎、肺俞、上脘、中脘、膈俞、足三里、孔最、肾俞等。

穴位按摩推荐穴位：太渊、膻中、中府、肺俞、肾俞、大肠俞、列缺、中脘、足三里等；咳嗽、咽痒、干咳者，可加少商、尺泽等。

经络推拿推荐经脉：手太阴肺经、手阳明大肠经、足阳明胃经、足太阴脾经、任脉、督脉等。取坐位或卧位，均匀呼吸。用一手手掌大鱼际沿经络循行方向紧贴皮肤施力作直线往返快速摩擦，可两手掌交替进行，100 ~ 120 次 / 分（每手摩擦 50 ~ 60 次 / 分），每条经络摩擦 1 分钟为宜。

耳穴压豆推荐耳穴：支气管、肺、肾、内分泌、神门、枕、脾、胃、大肠、交感等。

拔罐推荐穴位：背腧穴为主，如肺俞、膏肓、脾俞、肾俞、大椎等。

其他方法：可使用八段锦、太极拳等中医传统功法适当锻炼。

（刘清泉　姜英）

参考文献

1. 国家卫生健康委办公厅,国家中医药局综合司.新型冠状病毒感染诊疗方案(试行第十版)[EB/OL].(2023-01-05)[2023-02-14].http://www.nhc.gov.cn/ylyjs/pqt/202301/32de5b2ff9bf4eaa88e75bdf7223a65a/files/460b0e7b19bd42f3bba00c1efb9b6811.pdf.

2. WHO.Updated working definitions and primary actions for SARS-CoV-2 variants [EB/OL].(2023-03-15)[2023-03-15].https://www.who.int/docs/default-source/coronaviruse/annex1_updated_working_definitions.pdf.

3. WHO.XBB.1.5 Rapid risk assessment, 24 February 2023[EB/OL].(2023-02-24)[2023-3-15].https://www.who.int/docs/default-source/coronaviruse/22022024xbb.1.5ra.pdf.

4. 中国疾病预防控制中心.全国新型冠状病毒感染疫情情况[EB/OL].(2023-03-11)[2023-03-15].https://www.chinacdc.cn/jkzt/crb/zl/szkb_11803/jszl_13141/202303/t20230311_264174.html

5. 国务院联防联控机制综合组.新型冠状病毒感染"乙类乙管"疫情监测方案[EB/OL].(2022-12-26)[2023-03-15].http://www.nhc.gov.cn/xcs/zhengcwj/202212/ce0210b36e314e4e846a940bd859b828.shtml.

6. 国务院联防联控机制综合组.新型冠状病毒感染"乙类乙管"检测方案[EB/OL].(2022-12-26)[2023-03-15].http://www.nhc.gov.cn/xcs/zhengcwj/202212/ce0210b36e314e4e846a940bd859b828.shtml.

7. 国务院联防联控机制综合组.新型冠状病毒感染疫情防控操作指南[EB/OL].(2023-01-07)[2023-03-15].http://www.nhc.gov.cn/xcs/zhengcwj/202301/d151963730cc45a4a77e6b241e786d35.shtml.

8. 国务院联防联控机制综合组.新型冠状病毒感染防控方案（试行第十版）[EB/OL].(2023-01-07)[2023-03-15].http://www.gov.cn/xinwen/2023-01/07/content_5735448.htm.

9. 国务院联防联控机制中央农村工作领导小组.关于印发加强当前农村地区新型冠状病毒感染疫情防控工作方案的通知[EB/OL].(2022-12-30)[2023-03-15].http://www.gov.cn/zhengce/content/2022-12/31/content_5734418.htm.

10. 国务院联防联控机制综合组.关于对新型冠状病毒感染实施"乙类乙管"的总体方案[EB/OL].(2022-12-26)[2023-03-15].http://www.nhc.gov.cn/xcs/zhengcwj/202212/e97e4c449d7a475794624b8ea12123c6.shtml.

11. 国务院联防联控机制综合组.重点人群、重点机构、重点场所新型冠状病毒感染"乙类乙管"防控指引[EB/OL].(2022-12-27)[2023-03-15].http://www.nhc.gov.cn/xcs/zhengcwj/202212/ce0210b36e314e4e846a 940bd859b828.shtml.

12. 国务院联防联控机制综合组.新型冠状病毒感染"乙类乙管"防控培训方案[EB/OL].(2022-12-26)[2023-03-15].http://www.nhc.gov.cn/xcs/zhengcwj/202212/ce0210b36e314e4e846a940bd859b828.shtml.

13. 国务院联防联控机制综合组.关于印发新型冠状病毒感染疫情防控操作指南的通知[EB/OL].(2023-01-09)[2023-03-15].

http://www.gov.cn/xinwen/2023-01/09/content_5735787.htm.

14. 国家卫生健康委员会疾病预防控制局.新冠病毒疫苗接种技术指南（第一版）[J].中国病毒病杂志,2021,11(03):161-162.

15. 国家卫生健康委疾控局.新冠疫苗接种培训大纲[EB/OL].(2021-04-02)[2023-03-15].http://www.nhc.gov.cn/xcs/fkdt/202104/1619f941de034452a4b9bcaf307afd79.shtml.

16. 北京市卫生和计划生育委员会.北京市卫生和计划生育委员会关于印发《医务人员（传染）感染性疾病隔离防护技术指南》的通知[EB/OL].(2018-11-13)[2023-03-15].http://wjw.beijing.gov.cn/zwgk_20040/fgwj/bz/201912/t20191216_1239865.html.

17. 北京市卫生健康委员会.首都市民卫生健康公约[EB/OL].(2020-05-06)[2023-03-15].http://wjw.beijing.gov.cn/zwgk_20040/tzgg/202005/t20200506_1890430.html.

18. 中国营养学会.中国居民膳食指南（2022）[M].北京:人民卫生出版社,2022.

19. 北京市卫生健康委员会.新型冠状病毒阳性感染者居家康复专家指引（第一版）[EB/OL].(2022-12-07)[2023-03-15].http://wjw.beijing.gov.cn/wjwh/ztzl/xxgzbd/gzbdzcfg/202212/t20221207_2872708.html.

20. 北京市卫生健康委员会.新型冠状病毒阳性感染者居家康复实用手册（第一版）[EB/OL].(2022-12-08)[2023-03-15].http://wjw.beijing.gov.cn/wjwh/ztzl/xxgzbd/gzbdzcfg/202212/t20221208_2873844.html.

21. 中华人民共和国中央人民政府.中华人民共和国药品管理法[EB/OL].(2019-08-26)[2023-03-15].http://www.gov.cn/

xinwen/2019-08-26/content_5424780.htm.

22. 中华人民共和国卫生部.处方管理办法[EB/OL].(2007-03-13)[2023-03-15].http://www.gov.cn/flfg/2007-03/13/content_549406.htm.

23. 中华人民共和国卫生部.抗菌药物临床应用管理办法[EB/OL].(2012-05-08)[2023-03-15].http://www.gov.cn/flfg/2012-05/08/content_2132174.htm.

24. 中华人民共和国卫生部.医院处方点评管理规范（试行）[EB/OL].(2010-03-04)[2023-03-15].http://www.gov.cn/gzdt/2010-03/04/content_1547080.htm.

25. 中华人民共和国卫生部,国家中医药管理局,总后勤部卫生部.医疗机构药事管理规定[EB/OL].(2011-01-30)[2023-03-15].http://www.scio.gov.cn/32344/32345/33969/34164/xgzc34170/Document/1468816/1468816.htm.

26. 国家中医药管理局中医疫病防治专家委员会.新冠病毒感染者居家中医药干预指引[EB/OL].(2022-12-12)[2023-03-15].http://www.gov.cn/xinwen/2022-12/12/content_5731565.htm.

第二章

新型冠状病毒感染的基层诊疗

为切实构筑家庭、社区、医院三道防线，以期实现"保健康、防重症"的新型冠状病毒疫情防控目标，提高基层医生对新型冠状病毒感染患者的诊治能力迫在眉睫。本章以目前国内外最新指南、专家建议等为依据，结合基层工作特点，从疾病概述、基层诊疗技术、重点人群治疗、重症识别、早期干预与转诊以及居家自我照护指导六个方面阐述新型冠状病毒感染的基层诊疗策略。不仅介绍新型冠状病毒感染的疾病诊治知识，而且提供基于基层接诊患者特点的评估、分类、处理方法，希望有助于基层医生为首诊和随诊患者提供高质量的临床诊疗，并且能够从防、诊、控、治、康五个维度为签约居民提供全人全程照护。

值得注意的是，随着对于新型冠状病毒感染病原学、致病机理的认识和药物研发的不断深入，临床治疗策略也在不断完善。医生需要在临床实践中不断观察思考、不断学习和使用疾病的规范诊疗方案，关注疾病相关新的认知，及时发现和解决问题；同时注重保护自身健康，在疫情防控中切实发挥自身优势，协调多方资源，帮助重点人群获得高质量医疗卫生服务，最大限度保护人民群众健康。

疾病概述

　　主要参照国家卫健委颁发的《新型冠状病毒感染诊疗方案（试行第十版）》《新型冠状病毒感染基层诊疗和服务指南（第一版）》等文件，对新型冠状病毒感染疾病概述如下。

一、临床表现

（一）潜伏期

　　多为 2 ~ 4 天。

（二）主要表现

　　咽干、咽痛、咳嗽、发热等，发热多为中低热，亦可为高热，热程多不超过 3 天。部分患者可伴有肌肉酸痛、嗅觉味觉减退或丧失、鼻塞、流涕、腹泻、结膜炎等。少数患者发热持续，病情继续发展，并出现肺炎相关表现。重症患者多在发病5～7天后出现呼吸困难和／或低氧血症。严重者可快速进展为急性呼吸窘迫综合征、脓毒症休克、难以纠正的代谢性酸中毒和出凝血功能障碍及多器官功能衰竭等。极少数患者还可有中枢神经系统受累等表现。

（三）儿童的临床表现

与成人相似，高热相对多见。部分病例症状可不典型，表现为呕吐、腹泻等消化道症状或仅表现为反应差、呼吸急促；少数可出现声音嘶哑等急性喉炎或喉气管炎表现或喘息、肺部哮鸣音，但极少出现严重呼吸窘迫。还会有少数出现热性惊厥，极少数患儿可出现脑炎、脑膜炎、脑病甚至急性坏死性脑病、急性播散性脑脊髓膜炎、吉兰－巴雷综合征等危及生命的神经系统并发症。也可发生儿童多系统炎症综合征（MIS-C），主要表现为发热伴皮疹、非化脓性结膜炎、黏膜炎症、低血压或休克、凝血障碍、急性消化道症状及惊厥、脑水肿等脑病表现，一旦发生，病情可在短期内急剧恶化。

大多数患者预后良好，病情危重者多见于老年人、有慢性基础疾病者、晚期妊娠和围产期女性、肥胖人群等。

二、临床病程

随着病原学研究的深入，目前对新型冠状病毒感染临床病程的认识趋于一致，了解新型冠状病毒感染的临床病程，有助于理解和掌握新型冠状病毒感染不同阶段的治疗方法（图 2-1）。

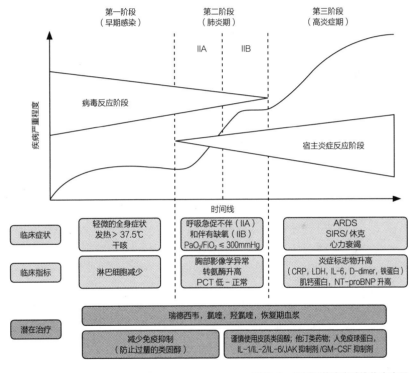

图 2-1　新型冠状病毒感染临床病程

三、诊断与鉴别诊断

（一）诊断标准

具有新型冠状病毒感染的相关临床表现。

具有以下一种或多种病原学、血清学检查结果：①新型冠状病毒核酸检测阳性；②新型冠状病毒抗原检测阳性；③新型冠状病毒分离、培养阳性；④恢复期新型冠状病毒特异性 IgG 抗体水平升高为急性期的 4 倍或以上。

（二）鉴别诊断

新型冠状病毒感染需与其他病毒引起的上呼吸道感染相鉴别。其他病毒引起的上呼吸道感染，好发于冬春季节，多为散发，通常病情较轻、病程短、可自愈、预后好，常见的有普通感冒、急性病毒性咽炎和喉炎、急性疱疹性咽峡炎和急性咽结膜炎等，较少累及下呼吸道或出现胃肠道、心血管等多系统症状。具体需结合临床表现以及病原体检测等进行鉴别诊断。

新型冠状病毒感染引起的肺炎主要与流感病毒、腺病毒、呼吸道合胞病毒等其他已知病毒性肺炎及肺炎支原体感染鉴别。特别注意，确诊新型冠状病毒感染患者，如果病程持续时间长，出现体温改善后再次升高、黄脓痰等症状，需警惕合并细菌感染，尽快完善病原学等检查。

其他已知病毒性肺炎：流行性感冒病毒引起的肺炎冬

春季多见，全身中毒症状明显，呼吸道症状轻；腺病毒性肺炎易发生于婴幼儿或免疫功能障碍人群，高热为主；呼吸道合胞病毒性肺炎是婴幼儿最常见的下呼吸道感染，咳嗽、喘息多见。而新型冠状病毒感染引起的肺炎更常出现乏力、头痛、腹泻、嗅觉障碍（如嗅觉丧失或嗅觉减退）和味觉障碍（如味觉丧失或味觉减退）。确诊有赖于病原学检查，包括病毒分离、血清学检查以及病毒抗原的检测。

肺炎支原体肺炎：潜伏期更长，约 2 ~ 3 周，起病较缓慢。好发于儿童和青年。胸部体检与肺部病变程度常不相称，可无明显体征。白细胞总数正常或略增高，以中性粒细胞为主。临床常可检测肺炎支原体抗体，直接检测呼吸道标本中肺炎支原体抗原，二者可用于临床早期诊断。

要与非感染性疾病，如血管炎、皮肌炎和机化性肺炎等鉴别。临床表现相似，可有乏力、肌痛、皮疹等表现，在抗感染治疗效果不好的情况下，还需要考虑患者可能存在免疫相关疾病累及肺部。诊断需结合临床表现以及实验室检查（如 ANCA 相关抗体、ANA 抗体谱、补体等）、肌电图以及组织学等检查。

儿童病例出现皮疹、黏膜损害时，需与川崎病鉴别。川崎病多有发热、皮疹、颈部非化脓性淋巴结肿大、眼结合膜充血、口腔黏膜弥漫充血、杨梅舌、掌跖红斑、手足硬性水肿等临床表现。实验室检查白细胞计数升高、血小板增加、C 反应蛋白升高、血沉加快等。如果怀疑为川崎病患者，需行心脏彩超及心电图检查，排除心血管并发症如冠状动脉扩张和心肌损害。

呼吸道以外症状，包括病毒转阴后恢复期症状需与其他疾病鉴别。COVID-19 后状态是指在新型冠状病毒感染期间或感染后出

现持续 ≥ 2 个月（即发病后 3 个月）的一系列躯体或精神症状及其综合征，影响患者正常生活且不能用其他疾病解释。部分患者可出现持续性躯体与心理症状，包括乏力、呼吸困难、胸痛和咳嗽，较少见的持续性躯体症状包括嗅觉丧失、关节疼痛、头痛、鼻炎、味觉障碍、食欲缺乏、头晕、肌痛、失眠、脱发、发汗和腹泻。此外，患者还可出现心理或认知症状，包括创伤后应激障碍、焦虑、抑郁、记忆力减退和注意力不集中等。

现阶段，世界卫生组织（WHO）对长新冠的定义为：在新型冠状病毒感染后 3 个月仍存在症状，至少持续 2 个月，且无法用其他诊断来解释。因此，大部分"阳康"患者体验到的咳嗽、疲劳、呼吸急促等感受，尚不能称为长新冠，属于正常的恢复期（甚至还处于感染后的急性期）。接诊类似症状患者，需详细进行病史采集和查体，完善相关检查，除外器质性疾病，比如头痛，需与急性脑血管病相鉴别；胸痛需除外急性心肌梗死、肺栓塞等疾病，心悸、心前区不适需除外心肌炎等（表 2-1）。

表 2-1 新型冠状病毒性心肌炎与其他心脏疾病的鉴别要点

鉴别项目	新型冠状病毒性心肌炎	冠心病	非致命性心律失常
前驱症状	发病前 1~3 周有病毒感染前驱症状，如发热、全身肌肉酸痛、乏力等	无明确感染前驱症状	无明确感染前驱症状
既往史	既往体健或有基础心脏病	既往有高血压、糖尿病、吸烟等心脑血管危险因素	既往有心律失常病史，如房性早搏、室性早搏、心房颤动等

鉴别项目	新型冠状病毒性心肌炎	冠心病	非致命性心律失常
症状	出现不能解释的气短或呼吸困难；胸闷或胸痛；心悸、头昏、黑矇、晕厥、极度乏力等症状；或者出现新发的心力衰竭症状；或者原有心脏病症状加重	心前区疼痛、胸闷、憋气、心力衰竭等症状	心悸、胸闷、憋气等症状
心电图改变	与体温不匹配的窦性心动过速；新发的心律失常如早搏、心房颤动、传导阻滞等；室性心律失常、心室颤动；新发的 ST 段抬高或压低，T 波倒置；长 Q-T 间期	ST-T 改变，异常 Q 波形成，一般有明确的血管定位	多在原先心律失常基础上再次出现心律失常
肌钙蛋白	增高	正常或者增高	正常
猝死风险	有	有	罕见

引自：《新型冠状病毒感染基层诊疗和服务指南（第 1 版）》

四、临床分型

（一）轻型

以发热和上呼吸道感染为主要表现，如咽干、咽痛、咳嗽等。

（二）中型

持续高热 > 3 天和 / 或咳嗽、气促等，但呼吸频率（RR） < 30 次 / 分、静息状态下吸空气时指氧饱和度 > 93%。影像学可见特征性新型冠状病毒感染引起的肺炎表现。

（三）重型

1. 成人符合下列任何一条且不能以新型冠状病毒感染以外其他原因解释

（1）出现气促，RR ≥ 30 次 / 分。

（2）静息状态下，吸空气时指氧饱和度 ≤ 93%。

（3）动脉血氧分压（PaO_2）/ 吸氧浓度（FiO_2） ≤ 300mmHg（1mmHg=0.133kPa），高海拔（海拔超过 1 000m）的地区应根据以下公式对 PaO_2/FiO_2 进行校正：PaO_2/FiO_2 ×[760/ 大气压（mmHg）]。

（4）临床症状进行性加重，肺部影像学显示 24 ~ 48 小时内病灶明显进展 > 50%。

2. 儿童符合下列任何一条

（1）超高热或持续高热超过 3 天。

（2）出现气促（< 2 月龄，RR ≥ 60 次 / 分；2 ~ 12 月龄，RR ≥ 50 次 / 分；1 ~ 5 岁，RR ≥ 40 次 / 分； > 5 岁，

RR ≥ 30 次 / 分），除外发热和哭闹的影响。

（3）静息状态下，吸空气时指氧饱和度 ≤ 93%。

（4）出现鼻翼扇动、三凹征、喘鸣或喘息。

（5）出现意识障碍或惊厥。

（6）拒食或喂养困难，有脱水症。

（四）危重型

符合以下情况之一者。出现呼吸衰竭，且需要机械通气。出现休克。合并其他器官功能衰竭需 ICU 监护治疗。

（曾学军　曹玮　张昀　李雪梅）

基层诊疗技术

在疫情防控发展变化的各个阶段，基层医生接诊时面对的始终是带有主诉的患者。通过采集病史、体征和可及的辅助检查信息，基层医生能够基于适宜技术、利用自身能力和力所能及的诊治条件对患者进行全面评估，早期识别新型冠状病毒感染相关表现，同时兼顾患者的基础疾病和全身状况，是对新型冠状病毒感染患者做出准确诊断和分类处理的基础。

一、基层诊疗中应遵循的原则

（一）以保健康、防重症、降死亡为目标

基层工作重点是强化服务和保障，需要持续发力，以务实举措更好保障群众就医用药，切实做到转诊重症、识别高危、加强支持、指导康复，构筑起保健康、防重症、降死亡

的坚实防线。

（二）既不推诿，又量力而行

基层医疗团队应秉持应治尽治，应转尽转，应管尽管的原则，保障疫情防控工作一抓到底、落地落实，做到积极应对，上下联动。

（三）保护患者和基层医务人员的安全

基层医疗卫生机构应采取严格的防控措施，保障患者的救治，同时也保护医务人员的生命健康安全，注重职业健康，保证以更强有力的战斗力战胜新冠疫情。

（四）协调资源，科学有效防疫抗疫

合理分配资源，使基层医疗卫生机构能够依托于医联体，在行政管理部门的支持下，畅通双向转诊通道，协调利用社区志愿者等资源，以家庭为单位开展诊疗服务，共同为辖区内的居民提供防疫服务和高质量医疗。

（五）边防控、边研究，边总结、边调整

始终以防控战略的稳定性、防控措施的灵活性，有效应对疫情形势的不确定性，走小步、不停步，主动优化完善防控措施。

二、基层诊断技术要点

（一）接诊评估与监测

1. 基本健康状况

基层医生在首诊时对每位患者都应了解其各主要系统、器官功能是否正常、有无其他基础疾病、一般状况和体力状况等，在疫情期间尤其应注意询问流行病学史，并初步判断患者病情的轻重缓急。对于新型冠状病毒核酸/抗原阳性或同住者已确诊的居民，进行有针对性的问诊和查体。

2. 症状与体征

（1）症状：关注所有患者有无新型冠状病毒感染的症状，重点关注有无发热等全身症状以及咽干、咽痛、咳嗽、咳痰等呼吸道症状。不要遗漏患者的主要主诉，如乏力、肌肉酸痛、味觉或嗅觉减退；同时需要注意患者的精神心理状况。

（2）体征：进行简单易行且全面的查体，重点关注生命体征，包括体温、血压、心率、呼吸频率，特别关注指氧饱和度，进行心、肺、腹部重点查体。

3. 饮食、饮水及尿量情况

了解患者的饮食、饮水及尿量情况，特别是近期有无明显变化。

（1）饮食：新型冠状病毒感染时能量需求会增加，饮食习惯和食量也可能受到影响，导致营养状况受损。因此需要了解患者的饮食情况，例如可以询问昨日进食几餐，每餐具体进食种类、进食量，以此来初步定量碳水化合物、蛋白质、脂类、无机盐等营养物质的摄入情况。

（2）饮水、尿量：关注患者的入量和尿量、尿色。可以通过杯子大小、饮水杯数以及牛奶、粥、汤等其他液体的食用量估计入量。尽量对出入量进行定量评价。可以观察患者的一般情况，皮肤状态以及口唇状态，判断是否存在脱水情况。若患者尿量较平时明显减少，应特别注意检查生命体征，警惕出现休克、急性肾损伤。

4. 并发症

除出现呼吸道感染症状外，新型冠状病毒感染患者可能出现心血管、消化道、肾脏、神经等多系统并发症，如急性肾损伤、急性心肌损伤、血栓栓塞、合并感染、电解质紊乱等。基于基层患者的特点（老年人、慢病患者多见），医生更需要细致了解新型冠状病毒感染患者是否存在各系统并发症。

5. 既往疾病

（1）新型冠状病毒感染史：随着疫情防控状况的发展变化，基层医生将要面对的不仅是现症新型冠状病毒感染患者，还会面临大量"阳康"患者的随诊处理，甚至会面对"复阳"等更复杂的状况。询问既往病史时需要通过相关临床表现、新型冠状病毒核酸/抗原的检测情况、流行病学史等，判断患者是否曾患新型冠状病毒感染。

（2）基础疾病：询问并记录新型冠状病毒感染者既往的基础

病史，重点关注糖尿病、心血管疾病、慢性肺部疾病、慢性肾脏疾病、慢性肝病、肿瘤、风湿免疫系统疾病等。

6. 药物过敏史

询问并记录有无药物过敏史，重点关注退热药物、抗病毒药物等。

7. 合并用药情况

警惕药物相互作用，部分新型冠状病毒感染患者同时服用多种药物，可能和后续治疗药物存在药物配伍禁忌，因此对目前用药情况应进行详细记录。

8. 同住人情况

一方面了解与患者共同居住和密切接触人员是否为现症或曾患新型冠状病毒感染，同时以家庭为单位评估患者的日常生活照顾能力，必要时通过所在机构积极调动志愿者等资源，协调获取基层行政管理部门对患者管理的支持。

9. 疫苗接种情况

核实患者新型冠状病毒疫苗接种次数、时间、厂家，接种疫苗后有无不良反应。

（二）检查

不同基层医疗卫生机构能够开展的辅助检查不同。基层医生应根据所在机构条件完善相应的辅助检查，并了解新型冠状病毒感染相关辅助检查的意义。

1. 实验室检查

（1）一般检查：新型冠状病毒感染患者发病早期外周血白细胞总数正常或减少，可见淋巴细胞计数减少，部分患者可出现肝酶、乳酸脱氢酶、肌酶、肌红蛋白、肌钙蛋白和铁蛋白增高。部分患者 C 反应蛋白（CRP）和血沉升高，降钙素原（PCT）正常。重型、危重型病例可见 D- 二聚体升高、外周血淋巴细胞进行性减少、炎症因子升高。

（2）病原学及血清学检查

核酸检测：可采用核酸扩增检测方法检测呼吸道标本（鼻拭子、咽拭子、痰、气管抽取物）或其他标本中的新型冠状病毒核酸。实时荧光定量 PCR 是目前最常用的新型冠状病毒核酸检测方法。

抗原检测：采用胶体金法或免疫荧光法检测呼吸道标本中的病毒抗原，检测速度快，其敏感性与感染者病毒载量呈正相关，病毒抗原检测阳性支持诊断，但阴性不能排除。

（3）病毒培养分离：从呼吸道标本、粪便标本等可分离、培养获得新型冠状病毒。

（4）血清学检测：新型冠状病毒感染者，其特异性 IgM 抗体、IgG 抗体可呈阳性，但发病 1 周内阳性率均较低。恢复期 IgG 抗体水平为急性期 4 倍或以上升高，有回顾性诊断意义。

2. 胸部影像学检查

胸部 X 线检查具有快速便捷、辐射剂量低的优点，可以用于临床症状轻微、没有重症 / 危重症危险因素的患者的新型冠状病毒感染引起的肺炎筛查，也可以用于病情平稳者肺内病变的随访观察。缺点是易遗漏肺内胸膜下分布的少许病变。胸部 CT 具有高空间分辨率和较好的密度分辨率，可以用于新型冠状病毒感染引起的肺炎的筛查、诊断和鉴别诊断、病情预测和转归观察等。婴幼儿、少年儿童、孕妇及育龄妇女等是辐射损伤的高危人群，应慎行或者尽量避免放射线照射。

新型冠状病毒感染引起的肺炎的影像学特点常为双肺多发病灶，单发病灶少见。早期呈现多发小斑片影及间质改变，以肺外带明显，进而发展为双肺多发磨玻璃影、浸润影，严重者可出现肺实变，胸腔积液少见。影像学改善可能晚于临床症状的好转，临床治愈患者胸部 CT 仍然可能见到多种改变，如浅淡磨玻璃影（较早期有明显吸收）、粗网格状磨玻璃影、磨玻璃影混杂斑片实变影、纤维索条影、胸膜下条状不均匀实变影以及胸膜下线、胸膜增厚等。住院患者肺部影像学显示渗出性病变明显改善即可能达到出院标准，因此需要随诊复查。

新型冠状病毒感染引起的肺炎的常见影像学表现如下图所示（图 2-2）。

3. 心电图检查

新型冠状病毒感染患者中心律失常和传导系统疾病，以及一般心血管疾病的患病率因人群而异。绝大多数 COVID-19 的患者不会出现心律失常或传导系统疾病的症状或体征。存在其他疾病相关

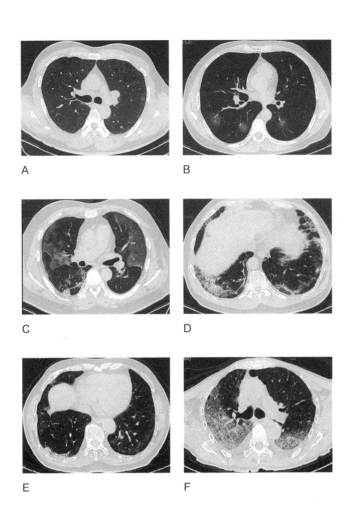

图 2-2　新型冠状病毒感染肺炎的常见影像学表现

A. 早期：双肺胸膜下磨玻璃密度斑片影；B. 早期：双肺下叶肺周边，沿支气管血管束远端分布类圆形磨玻璃密度影；C. 进展期：随病程进展，双肺胸膜下病变范围扩大，达肺野中心，右肺下叶可见实变影；D. 临床治愈病例：双肺散在磨玻璃密度影伴网格影、小斑片状实变、粗大索条影及胸膜下线影；E. 临床治愈病例：双肺散在少许磨玻璃密度及索条影，右肺下叶可见密度不均匀实变影；F. 重型：双肺磨玻璃密度影，伴实变形成，双肺多叶多段受累，伴双侧胸腔少量积液。

症状时，例如发热、呼吸急促或疼痛等，患者可出现心动过速，可能还伴有心悸。

新型冠状病毒感染患者最常见的心电图表现为窦性心动过速，但最有可能的病理性心律失常包括心房房颤、心房扑动以及单形性或多形性 VT。根据规则性（即规则或不规则）和 QRS 宽度（即窄或宽 QRS 波群）区分各种心动过速。患者通常不会出现缓慢性心律失常，包括窦性停搏或伴有缓慢逸搏心律的高度传导阻滞，出现时可根据心电图结果进行识别。

如果接诊时患者有间歇性或持续性胸痛、心悸、呼吸困难、肌无力等疑似心肌损伤或急性冠脉综合征的症状或体征，需立即行心电图检查，特别注意 QRS-T 形态变化。对于有持续性心脏症状，尤其是心悸或自主神经功能障碍症状，但心电图检查未见明显异常的患者，可以转诊完善24 小时动态心电图等检查。

三、病情严重程度判断与患者分类

基层诊疗中对患者病情进行综合评估，包括对并发症、合并疾病、高危因素、预警等情况的判断都极为重要。基层医生可以通过病史采集、查体及辅助检查等评估，依据新型冠状病毒感染患者基层诊疗流程建议（图 2-3）对患者进行分类并做出针对性处理。

（一）重症患者

对于新型冠状病毒感染，基层诊疗中可能遇到的重症患者，不仅是该疾病的重型和危重型，更多见的可能是患病后，甚至"阳康"后因并发症、合并疾病等导致病情加重的患者。及时识别这些患者，做出紧急处置后安全转诊是基层诊疗的重点，是降死亡的关键。

（二）非重症患者

新型冠状病毒感染的非重症患者包括无症状感染者、轻型、中型，这些患者通过高危因素评估可分为高危人群和非高危人群，按照分类处理，高危人群中影像学已有肺炎表现和无肺炎表现者也需分类处理。对非重症患者合理采用药物和非药物治疗，进行自我照护指导并指导病情观察、及时发现预警情况，是基层诊疗中防重症的关键。

特别需要注意的是，在非重症患者中，对社区常见的老年人、慢病患者以及孕妇、哺乳期妇女和婴幼儿等特殊人群应给予更多关注，掌握处理过程中的特殊要求。

（三）康复期患者

随着大量新型冠状病毒感染患者"阳康"，包括重症患者陆续出院回家，对康复期患者的随诊管理将成为基层诊疗中重要的工作内容，是保健康的关键。

四、基层治疗技术要点

（一）概述

随着新型冠状病毒感染疫情的发展，我们对疾病的治疗逐渐规范化、有序化。新型冠状病毒感染的主要病理生理学机制是发病后数天内病毒大量增殖，以及此后 7 天左右引发的宿主免疫炎症反应。因此，在发病早期给予抗病毒药物，在发病 7 天后对重症患者予以抗炎药物显得尤其重要。除了针对疾病本身进行合理治疗，基层医生要从全人医疗的角度出发，对经过评估进入不同分类的患者给予针对性治疗。在实践中，基层医生主要处理非重症患者，对轻型和部分中型新型冠状病毒感染患者以对症支持治疗为主；对于重症患者，应紧急处理后协助联系转运通道尽快转诊；对于重症高危人群（即具有进展为重型、危重型高危因素的人群），应评估抗病毒小分子药物使用指征，给予药物治疗后监测病情变化和药物不良反应。非重症患者中的高危人群如影像学出现肺炎表现，建议转诊且转诊前予以对症治疗和支持治疗。对于其他非重症患者，需进行详尽的居家照护指导，指导其进行病情观察，及时识别预警信号，并告知需尽快前往门、急诊就诊的情况。孕产妇或婴幼儿需注意特殊用药注意事项。相对于专科医生，基层医生将面对更多的康复期患者，做好康复指导和病情监测尤为重要。

以下将从药物治疗、非药物治疗以及氧疗和营养支持等方面介绍新型冠状病毒感染的具体治疗方法。

（二）药物治疗

新型冠状病毒感染药物治疗流程图如下图所示（图 2-4）。

1. 抗病毒治疗

Paxlovid

奈玛特韦 / 利托那韦的适用人群为发病 5 天以内的轻、中型且伴有进展为重症高风险因素的成年患者。需注意起病 5 天以上使用已超出该药的适应证，如需用药应在专科医生指导下进行。

药品规格：为组合包装药品，由"奈玛特韦片"和"利托那韦片"组成，每板含 150mg 奈玛特韦片（粉色）4 片和 100mg 利托那韦片（白色）2 片，分为日用和夜用两部分，每盒含 5 板药剂。

用法用量：奈玛特韦 300mg（2 片）- 利托那韦 100mg（1 片）、每 12 小时服用 1 次，连续 5 天。该药为组合包装药品，两种药物需同时服用。掰开、压碎、研磨等操作对该药物的吸收、安全性及有效性的影响尚未明确，故建议整片吞服。若吞咽障碍，需管饲给药的患者，可将药物压碎后与水混合，两种药物分别制备成混悬液并于 5 分钟内将两种混悬液通过鼻胃管给药（给药后用水冲洗鼻胃管）。

相互作用：利托那韦与多种药物存在相互作用，部分药物相互作用情况见下图所示（图 2-5）。在遇到具体药物使用时，也可使用网络工具检索除外药物合并使用禁忌。药物相互作用一般在奈玛特韦 / 利托那韦停药 2 ~ 3 天消失，该药物停药 3 天后可恢复原有治疗药物。

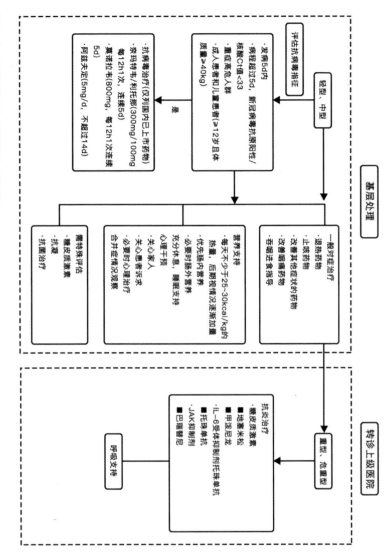

图 2-4 新型冠状病毒感染药物治疗流程图

β 受体阻滞剂	降压	降糖	支气管扩张剂
★比索洛尔	★卡托普利	▲吐格列酮	★异丙托溴铵
★美托洛尔	★依那普利	●格列本脲	★沙丁胺醇
★卡维地洛	★福辛普利	●沙格列汀	★噻托溴铵
降脂	★培哚普利	**解热镇痛**	★奥达特罗
★氟伐他汀	★替米沙坦	★双氯芬酸	★格隆溴铵
★普伐他汀	★奥美沙坦	★布洛芬	★福莫特罗
★匹伐他汀	▲厄贝沙坦	★对乙酰氨基酚	★孟鲁司特
★非诺贝特	▲氯沙坦	★塞来昔布	▲茶碱
▲依折麦布	●缬沙坦	▲丁丙诺啡	▲氨茶碱
●阿托伐他汀	●硝苯地平	▲可待因	沙美特罗
●瑞舒伐他汀	●氨氯地平	●芬太尼	**胃肠道用药**
●辛伐他汀	●地尔硫䓬	●吗啡	★奥美拉唑
抗凝/抗血小板	●特拉唑嗪	●羟考酮	★泮托拉唑
★阿司匹林	**利尿**	●曲马多	★雷贝拉唑
★双嘧达莫	★呋塞米	**免疫抑制剂**	★法莫替丁
★依诺肝素	★氢氯噻嗪	★甲氨蝶呤	★甲氧氯普胺
★肝素	★螺内酯	★硫唑嘌呤	●洛派丁胺
★华法林	▲托拉塞米	▲吗替麦考酚酯	■多潘立酮
●艾多沙班	**降糖**	▲羟氯喹	**抗感染**
■利伐沙班	★阿卡波糖	■他克莫司	★阿奇霉素
■氯吡格雷	★二甲双胍	■环孢素	★莫西沙星
■替格瑞洛	★利格列汀	■西罗莫司	●伏立康唑
镇静催眠	★西格列汀	■依维莫司	●泊沙康唑
★劳拉西泮	★利拉鲁肽	**抗肿瘤**	■利福平
★佐匹克隆	★达格列净	★奥希替尼	**其他**
●唑吡坦	★恩格列净	★阿来替尼	★舍曲林
■艾司唑仑	★格列美脲	★阿比特龙	★非那雄胺
■咪达唑仑	★格列吡嗪	★培美曲塞	★左甲状腺素钠
		★达可替尼	★孟鲁司特
		●吉非替尼	●地高辛
		●厄洛替尼	●坦索罗辛
		●阿法替尼	■胺碘酮
		●阿美替尼	■秋水仙碱
		■伏美替尼	■他达拉非

备注:

图标	含义	解释
■	禁止合用	a)合用影响 paxlovid 疗效; b)合用导致药物浓度过高,引起严重不良反应; c)停药,考虑 paxlovid 疗程结束 3 天后恢复给药
●	存在明显相互作用,最好换药或停药	停药或换为其他替代药物;如必须合用,需密切关注患者症状,及时停药。
▲	存在较弱的相互作用,可以合用	无需采取措施,仅通过部分 CYP3A4 代谢,相互作用较弱,发生严重不良反应的风险低。
★	可以合用	无相互作用。

注:CYP 细胞色素 P450

图 2-5 奈玛特韦/利托那韦(Paxlovid)和常见药物的相互作用示意图

特殊人群用药注意事项。

妊娠和哺乳：目前没有证据显示 Paxlovid 可造成妊娠毒性和哺乳毒性，是唯一一个孕妇可以考虑使用的抗病毒药物，建议在充分评估风险 - 收益之后决定是否使用。该药物不经过乳汁分泌，对于哺乳期女性，服药期间不需要停哺乳。

肾功能障碍患者：若估算肾小球滤过率（estimated glomerular filtration rate，eGFR）为 30 ~ 59ml/ 分，给药方案为奈玛特韦 150mg（1 片）- 利托那韦 100mg（1 片）、每 12 小时服用 1 次，连续 5 天；若 eGFR < 30ml/ 分，由于缺乏相关数据，说明书中不推荐使用该药，确有需求者应充分告知患者详情后采用减量方案，第 1 天奈玛特韦 300mg（2 片）- 利托那韦 100mg（1 片），随后 4 天奈玛特韦 150mg（1 片）- 利托那韦 100mg（1 片），每日 1 次。对于透析患者，应在透析后给药。

莫诺拉韦

2022 年 12 月 29 日，国家药品监督管理局应急附条件批准默沙东公司新型冠状病毒治疗药物莫诺拉韦胶囊进口注册。国外指南将该药作为奈玛特韦 / 利托那韦无法获得时的可替代药物。

应用指征：非重症新型冠状病毒感染成人患者中的高危人群（症状出现后 5d 内服用）。需注意，世界卫生组织不推荐该药用于 18 岁以下人群和孕妇。

用法用量：整粒吞服，不可打开、破坏或压碎胶囊。胶囊剂型（200mg/ 粒），每次 800mg（4 粒），每 12 小时服用 1 次，连续 5 天。

相互作用：莫诺拉韦与其他药物的相互作用可通过网站查询。

阿兹夫定

于中国附条件上市，我国《新型冠状病毒感染诊疗方案（试行第十版）》纳入阿兹夫定用于治疗中型新型冠状病毒感染的成年患者。

应用指征：用于治疗中型新型冠状病毒感染的成年人。不建议在妊娠期和哺乳期使用，中重度肝、肾功能损伤患者慎用。

用法用量：空腹整片吞服（5mg/次，每天1次），疗程不超过14天。

2. 退热药物

发热是新型冠状病毒感染最常见的临床症状之一，一般在感染者体温超过38.5℃（老年人可适当放宽）时需服用解热镇痛药，常用药物包括对乙酰氨基酚、布洛芬、洛索洛芬等，患者可选择其中1种，按照药品说明规范服用，避免多种药物重叠服用。注意警惕药物的不良反应，包括药物过敏、消化道溃疡、肝肾功能损伤、血小板减少等。如出现胃肠道不适、便血、出血、黑矇等症状，需及时至医院就诊。

3. 其他对症治疗药物

咽痛

以多饮水为基础治疗，可饮蜂蜜水（非糖尿病患者）。必要时可口服非甾体抗炎药（NSAIDs）以缓解疼痛。局部用药可选择复方西吡氯铵含片、西地碘含片、西帕依固龈液、清咽滴丸、利多卡因含漱液，或含低温食物（如冷藏的软水果、冰激凌、冰水）。鼻咽部痛可使用薄荷油滴鼻。此外，保持适宜的环境温度和湿度可辅助缓解咽痛，建议在此阶段，吸烟者戒烟。如果剧烈疼痛持续不缓解，以致影响呼吸或完全无法进食，须至医院就诊，并警惕会厌炎。

鼻塞

经 1 周左右的居家休息，使用布洛芬等药物对症治疗后，轻度鼻塞、流涕等症状多数可逐渐自行缓解。对于症状较重的鼻塞，可使用鼻喷糖皮质激素（如糠酸莫米松、丙酸氟替卡松、布地奈德等）；也可选择鼻喷减充血剂（羟甲唑林、赛洛唑啉等），但此类药物使用时间通常不应超过 7～10 天，长期使用可造成药物性鼻炎等不良反应。需注意的是，如果 1 周后鼻塞仍未缓解且出现流黄脓涕、颌面部及眼眶周围胀痛、牙齿胀痛等现象，需警惕继发急性细菌性鼻窦炎的可能性，应及时至耳鼻喉科就诊。

咳嗽、咳痰

咳嗽是机体重要的防御性反射行为，有利于清除呼吸道分泌物和有害因子。轻度咳嗽可不予治疗。若痰多或痰不易咳出，可服用乙酰半胱氨酸、盐酸氨溴索、桉柠蒎肠溶软胶囊、羧甲司坦等祛痰药。如咳嗽以干咳为主，可服用右美沙芬、复方甲氧那明胶囊、抗组胺药等，条件允许时还可雾化治疗。咳嗽较严重，出现下述情况：如影响日常工作或睡眠，有严重胸痛或胸闷憋气、合并低氧等症状（如指氧饱和度 ≤ 93%）或持续 3 周以上，建议转诊至上级医院。

全身酸痛

如症状较重，可随餐服用对乙酰氨基酚或布洛芬等镇痛药。此外，保持良好的睡眠、充分的饮水、保暖等有助于减轻疼痛症状。

腹泻

部分患者可出现腹泻，其中多数为轻度分泌型腹泻。补液和维持电解质稳定是最重要的腹泻治疗方式，首选经口补液，如腹泻量大，可予以口服补液盐。腹泻导致肠道菌群紊乱时，可口服肠道益生菌调节肠道菌群。少数患者出现严重腹泻或抗生素相关腹泻，诊治时需完善便常规及病原学检查，如除外感染性腹泻，可适当加用蒙脱石散止泻。如伴恶心呕吐，应注意清淡饮食，少食多餐，呕吐严重者需及时就诊。需注意的是，新型冠状病毒可通过粪－口途径传播，腹泻患者尤其需要注意手卫生。

失眠

部分患者会出现失眠，可口服助眠药物，常用的有苯二氮䓬类药物，如艾司唑仑等。需注意患者呼吸情况。

4. 抗凝治疗

目前有研究证实，新型冠状病毒感染者可能出现血栓栓塞的风险，是否抗凝治疗需考虑以下情况：患者的危重症程度、D-二聚体水平、抗凝出血风险等。如需启动抗凝治疗，建议基层医生在上级医院、专科医生指导下进行。

对于门诊诊治、无须住院的患者，不推荐常规抗凝治疗。

（1）所有住院患者均应接受血栓预防措施。

（2）对于住院患者不需要氧气支持或低流量氧气支持：预防剂量抗凝。

（3）住院患者需要氧气支持且D-二聚体水平升高，或氧气支持条件迅速增加：治疗剂量抗凝。

（4）住院患者需要高流量吸氧和无创呼吸机或有创呼吸机吸氧：预防剂量抗凝。

使用抗凝治疗时应警惕禁忌证，老年人和肾功能不全者需减量，并注意与其他药物的相互作用。

5. 糖皮质激素

用药指征：针对重型或危重型患者，以及非重症患者，如因其他原因（如慢性阻塞性肺疾病、慢性自身免疫性疾病）在新型冠状病毒感染前已使用全身性激素，或临床症状加重，或孕 24 ~ 34 周有早产风险等，可考虑使用全身性激素。具有重症高危因素的人群可请专科医生协助评估使用激素的指征，无须住院的非重症患者不建议常规使用激素，涉及激素治疗时，建议基层医生在专科医生指导下使用。如果儿童、老年人、免疫缺陷者（如结核患者）、糖尿病患者等要使用激素，应密切监测病情变化和不良反应。

用法用量：首选地塞米松（6mg/d），口服或静脉注射（该药对老年患者易引起精神兴奋、失眠，建议针对老年人选其他激素类药）。也可使用其他等效剂量糖皮质激素类药物替代（如甲泼尼龙 32mg/d；泼尼松 40mg/d；氢化可的松 160mg/d）。加用激素后如何调整剂量需要视患者具体情况做出决策，因此激素治疗建议在专科医生指导下进行。

6. 其他抗炎药物

对于激素治疗仍无法控制炎症的重症患者，可考虑加强免疫治疗，如托珠单抗（白细胞介素 -6 受体抑制剂）、巴瑞替尼（JAK 抑制剂）。如无法获得巴瑞替尼，可选择托法替布。建议专科医生评估后，将此类药物与激素联合应用，避免单独使用上述药物。需注意药物不良反应和禁忌证，如过敏反应、活动性结核感染、妊娠等。

7. 抗生素

新型冠状病毒感染可引起发热、脓痰或脓涕等症状，部分患者持续和剧烈咳嗽，抗生素治疗对其无效且可能导致相关不良反应，不提倡常规使用抗生素。对于体温明显改善后再次升高、长时间大量脓痰或脓涕患者、合并细菌性鼻窦炎患者、疑为院内感染的住院患者，可评估使用抗生素的指征（如完善病原学检测等）。

8. 中成药、汤剂

对于中型患者，湿毒郁肺是本型新型冠状病毒感染最常见的类型，推荐处方为宣肺败毒方（颗粒）。可选择的中成药包括金花清感颗粒、连花清瘟胶囊（颗粒）、清肺排毒颗粒、化湿败毒颗粒、宣肺败毒颗粒、散寒化湿颗粒等。

对于轻型患者，凡是具有疏风清热、化湿解毒、清瘟宣肺功效的中成药，皆可对症选择。

临床表现：发热、恶风寒、肌肉酸痛、咽干咽痛、乏力、鼻塞流涕、咳嗽等。

中成药治疗：宜服用具有疏风解表功效的中成药。

中成药推荐：疏风解毒胶囊（颗粒）、清肺排毒颗粒、散寒化湿颗粒、感冒清热胶囊（颗粒）、荆防颗粒、正柴胡饮颗粒、九味羌活丸（颗粒）、四季感冒片、感冒疏风胶囊（片、颗粒）等。

临床表现：咽痛明显，发热、肌肉酸痛、乏力或咳嗽等。

中成药治疗：宜服用具有疏风清热，化湿解表，清热解毒功效的中成药。

中成药推荐：连花清瘟胶囊（颗粒）、金花清感颗粒、化湿败毒颗粒、宣肺败毒颗粒、热炎宁合剂、银黄清肺胶囊、连花清咳片、六神丸（胶囊）、银翘解毒颗粒、金叶败毒颗粒、蓝芩口服液、复方芩兰口服液、清咽滴丸、喉咽清颗粒、桑菊感冒片、夏桑菊颗粒、痰热清胶囊、双黄连口服液、柴芩清宁胶囊、抗病毒口服液、感冒退热颗粒、消炎退热颗粒、清开灵颗粒、小柴胡颗粒等。

临床表现：咳嗽明显者。

中成药治疗：宜服用具有宣肺止咳功效的中成药。

中成药推荐：急支糖浆、咳速停糖浆、宣肺止嗽合剂、通宣理肺丸（颗粒、口服液）、杏苏止咳颗粒、连花清咳片、杏贝止咳颗粒、橘红痰咳液、感冒止咳颗粒等。

临床表现：乏力、伴胃肠不适，如呕吐、腹泻等。

中成药治疗：宜服用具有化湿解表功效的中成药。

中成药推荐：藿香正气胶囊（丸、水、口服液）等。伴便秘便干者，可服用防风通圣丸（颗粒）。

临床表现：鼻塞流涕明显者。

中成药治疗：宜服用具有解表通窍功效的中成药。

中成药推荐：鼻窦炎口服液、散风通窍滴丸等。

（三）非药物治疗

1. 补液

需对脱水情况充分评估，尤其老年人与婴幼儿。观察患者一般情况、皮肤状态及口唇状态，询问液体摄入量及尿量、尿色。建议非重症患者经口补液，可选择清水或口服补液盐，具体补水量应根据脱水情况个体化确定。若出现严重脱水或合并明显的低钠血症者，仅饮用清水补液难以达到治疗目的，推荐使用口服补液盐或其他含电解质的溶液，必要时可进行静脉补液以纠正容量不足与电解质紊乱。对治疗反应不佳者应及时转诊。此外，对于合并心脏相关基础疾病的患者，推荐小口慢饮补液。所有患者在补液期间均需关注尿量变化，若出现少尿或无尿，应警惕休克、急性肾损伤，建议至医院就诊。

2. 物理降温

对于药物退热效果不佳、存在退热药物禁忌证的患者，可进行物理降温。常用方法包括温水擦浴、退热贴、少穿少盖等。避免使用冷水、避免浸没身体，不推荐酒精擦浴。使用退热贴时需警惕皮肤过敏。

3. 呼吸体位

对于意识清楚、生命体征平稳、能自主排痰、无气道梗阻风险的轻型或中型患者，可尝试俯卧位、斜坡侧卧位、前倾坐位等方法适当缓解症状。居家患者可以采用前倾坐位和侧卧位，住院患者多采用俯卧位。

（1）前倾坐位：患者在坐位时保持躯干往前倾斜20°～45°，为保持平衡患者可用手或肘支撑于自己的膝盖或桌上（图2-6）。

（2）侧卧位：①协助患者移向床的一侧，保护患者，防止坠床；②在患者胸部及髋部位置竖向放置软枕，协助患者翻身侧卧至软枕上，调整枕头的位置确保患者舒适。在患者膝下垫软枕，保证肢体功能位；③双臂上抬至头部或置于身体两侧，也可使用"游泳者姿势"；④至少每2小时更换体位，或根据患者的主诉随时调整体位；⑤根据病情需要给予患者监护、吸氧等治疗，确认所有导联线和导管没有压迫皮肤（图2-7）。

（3）清醒患者俯卧位：①协助患者移向床的一侧，保护患者，防止坠床；②在患者胸部及髋部位置横向放置软枕，协助患

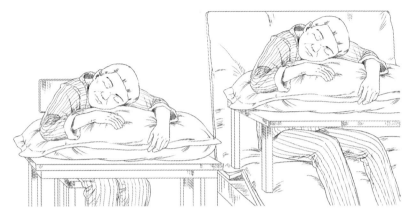

图 2-6　前倾坐位

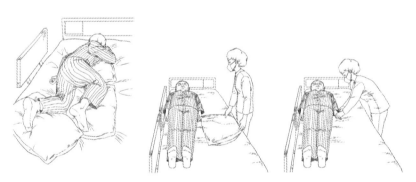

图 2-7　侧卧位

者翻身至软枕上，调整枕头的位置避免腹部受压。在患者膝下垫软枕，保证肢体功能位；③双臂上抬至头部或置于身体两侧，也可使用"游泳者姿势"；④调整床为头高足低位10°，至少每2小时更换卧位，或根据患者的主诉随时调整；⑤根据需要给予患者监护及吸氧治疗，确认所有导联线和导管没有压迫皮肤（图2-8）。

（4）俯卧位和侧卧位注意事项：将呼叫器放在手旁，及时听取患者主诉，血氧饱和度仪夹在不受压手臂侧。

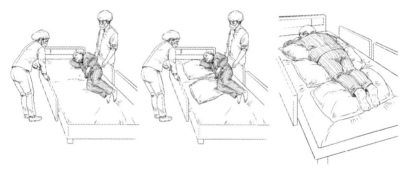

图2-8　清醒患者俯卧位

4. 呼吸排痰技巧

对于意识清醒、可配合的患者可指导患者使用呼吸技巧排痰，逐渐将肺内周边的痰液集中到气道，通过呼吸肌和膈肌共同做功，改善呼吸功能，并将痰液排出。

评估：患者的神志、生命体征、排痰能力、痰液的性状及配合能力。是否存在禁忌证。

适应证：①人工气道的患者；②需要机械通气的患者；③上腹部手术后的患者；④慢性呼吸疾病者；⑤长期卧床的患者。

禁忌证：①严重癫痫、颅内高压未受控制者；②循环不稳定、严重心律失常、心脏起搏器术后；③严重支气管痉挛；④未经处理的气胸、多发肋骨骨折、肺栓塞，主动脉夹层动脉瘤；⑤咳血、活动性出血、严重凝血功能障碍。

健康宣教：向患者和家属解释操作目的、方法及可能存在的并发症，取得患者和家属的同意和配合。

准备

环境准备：选择安静、清洁、温湿度适宜的环境。

患者准备：患者衣物舒适、精神状态良好及体位舒适，避免在刚刚进食后进行。

呼吸排痰技术的实施

控制性呼吸技术——深呼吸：深呼吸能使人的胸部、腹部的相关肌肉、器官得以较大幅度的运动，能较多地吸进氧气，吐出二氧化碳，使血液循环得以加强，有利于解除疲惫、放松情绪。具体方法是：每日进行 2～3 次，选择空气清新的环境进行。深吸气时，先使腹部膨胀，然后使胸部膨胀，达到极限后，屏气 1～3 秒。呼气时，先收缩胸部，再收缩腹部，尽量排出肺内气体。反复进行吸气、呼气，每次 3～5 分（图 2-9）。

控制性呼吸技术——前倾位：前倾位可缓解呼吸困难和改善运动耐力，对于膈肌无力者，吸气时膈肌被动上升，腹壁反而向内陷，前倾位使膈肌功能部分恢复。具体操作方法是患者坐位时保持躯干往前倾斜 20°～45°，为保持平衡，患者可用手或肘支撑于自己的膝盖或桌上，立位或散步时也可采用前倾位，用手杖或扶车支

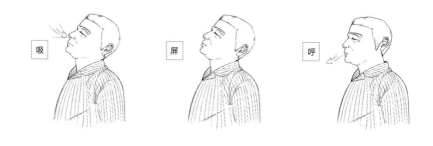

吸　　　　　　　屏　　　　　　　呼

图2-9　控制性呼吸技术——深呼吸

撑（图2-10）。

控制性呼吸技术——腹式呼吸：腹式呼吸锻炼可增加潮气量、增加肺泡通气量，减少功能残气量，降低呼吸功消耗，缓解呼吸困难状况，改善换气功能、提高血氧饱和度。具体操作方法是患者取卧位或半卧位，左、右手分别按放上腹部和前胸部以便观察胸腹呼吸运动情况。放松胸壁和辅助呼吸肌，以较慢频率经鼻缓吸气，经口慢呼气，吸气时尽力使上腹部最大膨隆，呼气时尽力收缩腹肌，如腹肌无力，可在下腹包裹腹带以辅助腹肌用力（图2-11）。

控制性呼吸技术——缩唇呼吸：缩唇呼吸可以缓解呼吸困难，改善通气、换气，防止呼气时小气道陷闭和狭窄，促进肺泡气体及痰液的排出。具体方法是患者闭嘴经鼻吸气，然后通过缩唇（吹口哨样口型）缓慢呼气，吸与呼时间之比为 1：2 或 1：3。缩唇大小以患者舒适为宜，呼气时可伴有或不伴有腹肌收缩（图2-12）。

气道廓清技术——胸部叩拍：胸部叩拍是将手掌微曲或用机械

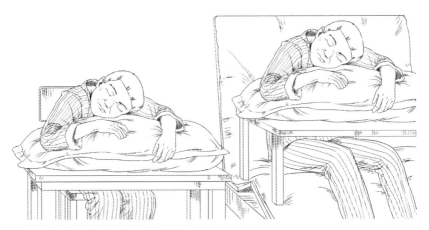

图 2-10　控制性呼吸技术——前倾位

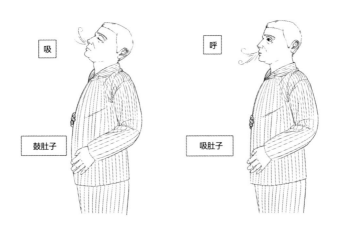

图 2-11　控制性呼吸技术——腹式呼吸

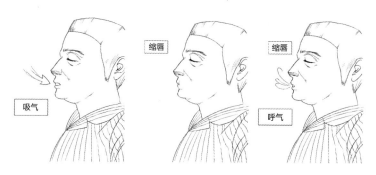

图 2-12　控制性呼吸技术——缩唇呼吸

叩拍器在吸气或呼气时叩击患者胸壁，叩拍力可通过胸壁传送到气道，将支气管壁上的分泌物松解以促进痰液排出。具体操作手法是将操作者手掌微曲成弓形，五指并拢，以手腕为支点，借助上臂力量有节奏地叩拍患者胸背部，叩拍的方向是沿着支气管走向由外周向中央，由下向上。叩拍前应告知患者，可垫衣服进行叩拍，正确地叩击会产生一个空且深的声音。频率 2 ~ 5 次 / 秒，每个治疗部位重复时间 3 ~ 5 分（图 2-13）。

气道廓清技术——咳嗽训练：咳嗽有助于使气道远端分泌物、痰液排出，从而有利于改善肺通气，维持呼吸道通畅，减少反复感染，改善肺功能。具体操作方法是患者取坐位，上身略前倾，双肩放松；缓慢深吸气，若深吸气会诱发咳嗽，可分次吸气，以使肺泡足量充气；深呼吸后屏气 1 秒，张口连咳 3 次，咳嗽时收缩腹肌。停止咳嗽后，缩唇将剩余气体缓慢呼出。每次训练可重复 2 ~ 3 次以上动作。咳嗽无力者，医护人员将双手掌放在患者的下胸部或上腹部，在咳嗽的同时给予加压辅助。对于疼痛明显、咳嗽受限患者可采取用力呼气技术代替咳嗽动作（图 2-14）。

气道廓清技术——用力呼气技术：用力呼气技术可减轻疲劳，减少诱发支气管痉挛，提高咳嗽咳痰有效性。具体操作方法是患者正常吸气后，口与声门保持张开，收缩腹肌和肋间外肌用力呼气，如同在用力地发出无声的"哈"，以清除气道内痰液。呼气时患者以双上臂快速内收压迫自己侧胸壁来辅助用力呼气（图2-15）。

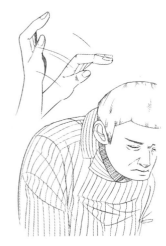
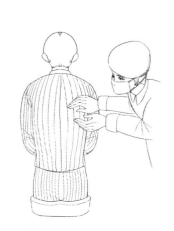

图2-13　气道廓清技术——胸部叩拍

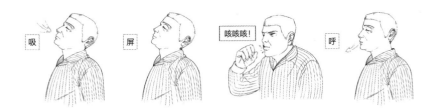

图2-14　气道廓清技术——咳嗽训练

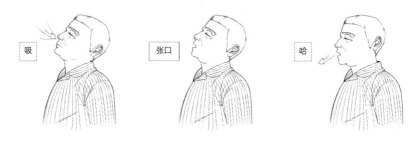

吸　　　　张口　　　　哈

图 2-15　气道廓清技术——用力呼气技术

5. 改善睡眠

导致新型冠状病毒感染患者失眠的原因包括生理上的不适，如咽痛、鼻塞、全身酸痛等，以及心理上的紧张、焦虑等。应尽可能缓解导致失眠的躯体不适，若仍存在明显的失眠，可尝试小剂量服用辅助睡眠的药物。此外，通过调整卧室的光线、冥想、沐浴、听音乐等方法也可辅助改善睡眠质量。

6. 心理支持

患者常存在紧张焦虑情绪，可以通过下列方法加强心理支持与疏导，必要时辅以药物治疗。

（1）识别和回应情绪：通过观察患者的言谈举止及时识别出焦虑情绪，及时做出回应，如可以描述情绪"我能感觉到您很焦虑"；理解情绪，如将其正常化"现在大家的焦虑水平都比较高，这很正常"。这样做有助于医患关系的建立，也有助于舒缓情绪，快速进入病情评估。

（2）通过详细询问病史和重点查体，在全面采集信息的同时建立良好的信任关系。

（3）提供正确的疾病信息和患者的诊断信息，告知经评估后对患者病情的分类结果，提供专业的处置意见。对重症患者在安排转诊的同时鼓励树立治疗信心，对轻症患者做出安慰的同时指导病情观察和预警，使患者体验到医务人员的专业性和人文性并存，有助于提高治疗的依从性。

（4）提供随诊，有助于增进患者的安全感。

（5）引导患者寻找可以提供心理支持的资源，如家人、朋友等。可能的情况下对患者的家属提供心理支持，促进患者与家人、朋友相互鼓励、相互支持。

（6）对过于焦虑以及出现躯体化症状的患者，应在建立良好医患关系的基础上提供正确的疾病预警信息，帮助患者重构躯体症状的归因、理解心理情绪问题对症状的影响。引导患者理解"焦虑的恶性循环"，鼓励其改变认知，避免将所有不适都解释为"身体遇到了危险（如白肺、心肌炎等）"，引导患者转移注意力、学习放松技巧，以帮助调整情绪、缓解症状。

（7）对情绪反应强烈，严重影响日常生活、人际关系等，以及心理支持效果差的患者，必要时转诊至精神心理专科进行诊治，包括予以药物治疗。

7. 氧疗

重症患者住院治疗期间可给予的氧疗措施，包括鼻导管吸氧、面罩给氧、经鼻高流量氧疗以及有创呼吸支持等。

经评估可居家治疗的患者，可采用脉搏血氧仪测量指氧饱和度来指导居家氧疗，血氧饱和度的目标范围为94%～98%。如果患者出现胸闷、气短、呼吸困难或乏力，可使用制氧机进行鼻导管吸氧，监测指氧饱和度与神志变化。不建议居家氧疗患者使用面罩吸氧，以避免二氧化碳潴留导致Ⅱ型呼吸衰竭。

鼻导管吸入氧流量可从2L/分起始，如指氧饱和度低于目标范围可逐渐上调氧流量。超过5L/分的流速常因无法充分湿化以致患者难以耐受。应告知患者，居家氧疗期间，如果吸入氧流量提升至5L/分时，氧饱和度仍≤93%（间隔数分钟、不同手指测量2次），需尽快就医。

合并慢性呼吸系统或循环系统疾病的患者，平时指氧饱和度即可能低于一般人群，居家氧疗时需要在专科医生指导下制定个体化指氧饱和度目标水平。新型冠状病毒感染重症患者出院后，可能仍需要在医生指导下进行居家氧疗以促进肺功能恢复。

8. 营养支持

建议每天按照25～30kcal/kg的标准摄入热量，以保证机体正常代谢。以清淡饮食为主，推荐摄入适量优质蛋白、足量碳水化合物、新鲜水果与蔬菜，避免高油高盐、辛辣刺激类食物。对于无法自主进食的患者，可考虑经鼻胃管或空肠营养管补充营养液。如肠内营养难以耐受，可考虑肠外营养。营养支持方案遵循"五阶梯"营养治疗原则，根据患者能否进食、胃肠道功能等情况选择不同的支持方案。营养支持方式升级原则：当下一阶梯持续3～5天不能满足60%的目标能量时，应选择上一阶梯。应监测和评价营养支持效果以适时调整方案，如果出现腹胀、呕吐、腹泻等营养支持相关并发症，应及时对症处理以保证营养支持的顺利进行。轻

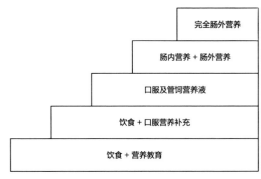

图 2-16 营养支持五阶梯

型新型冠状病毒感染患者居家营养支持治疗的原则和方案如下图所示（图 2-16）。

（1）一般人群：鼓励患者经口进食，保证足够能量和蛋白质，结构合理、均衡，食物多样化，以获得充足的维生素、微量元素和膳食纤维，同时注意补充充足的水分。可参考《中国居民膳食指南（2022）》膳食宝塔给予患者指导（图 2-17）。为维持患者良好的免疫功能，需强调肉蛋奶鱼虾摄入以保证蛋白质摄入充足。对于发热患者大量出汗时强调补充含盐液体，可选择运动饮料、即食紫菜汤等，每日保证至少 2L 的水分摄入。

（2）老年人：老年人饮食应选择容易消化，质软，粗纤维少，易咀嚼的软食或半流食，如瘦肉粥、馄饨、鸡汤面、鸡蛋羹、蔬菜汁等，但也要遵循平衡膳食原则，保证主食足量，同时强调肉蛋奶等含有蛋白质食物的摄入。如食欲不佳，进食不足平日一半，应积极给予营养支持。

（3）0～24 月龄的婴幼儿：0～6 月龄婴儿坚持母乳喂养或

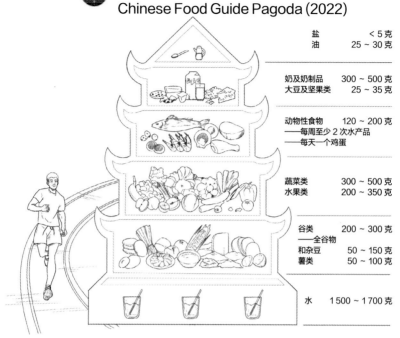

中国居民平衡膳食宝塔（2022）
Chinese Food Guide Pagoda (2022)

盐	<5克
油	25～30克

奶及奶制品	300～500克
大豆及坚果类	25～35克

动物性食物	120～200克
——每周至少2次水产品	
——每天一个鸡蛋	

蔬菜类	300～500克
水果类	200～350克

谷类	200～300克
——全谷物	
和杂豆	50～150克
薯类	50～100克

水	1 500～1 700克

图 2-17　中国居民平衡膳食宝塔（2022）

配方奶喂养，如患儿喝奶明显减少或者尿量减少（尿液较以前颜色变深，纸尿裤用量较以前减少）应及时就医。7～24月龄婴儿母乳喂养或配方奶喂养为主，同时按照月龄给予婴儿辅食，具体喂养食物及量参考中国 7～24 月龄婴幼儿平衡膳食宝塔（图 2-18）。

（4）学龄前儿童：2～5 岁学龄前儿童根据年龄给予不同食物组成的平衡膳食，补充母乳或其他奶制品，具体搭配参考中国学龄前儿童平衡膳食宝塔（图 2-19）。足量饮水，每天 600～800ml。

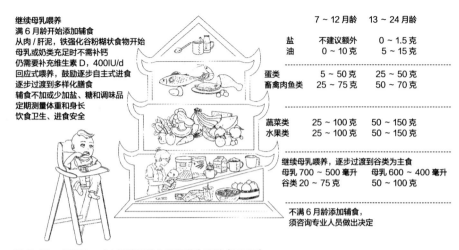

	7～12月龄	13～24月龄
盐	不建议额外	0～1.5克
油	0～10克	5～15克
蛋类	5～50克	25～50克
畜禽肉鱼类	25～75克	50～70克
蔬菜类	25～100克	50～150克
水果类	25～100克	50～150克

继续母乳喂养，逐步过渡到谷类为主食
母乳700～500毫升　母乳600～400毫升
谷类20～75克　　　50～100克

不满6月龄添加辅食，
须咨询专业人员做出决定

继续母乳喂养
满6月龄开始添加辅食
从肉/肝泥，铁强化谷粉糊状食物开始
母乳或奶类充足时不需补钙
仍需要补充维生素D，400IU/d
回应式喂养，鼓励逐步自主式进食
逐步过渡到多样化膳食
辅食不加或少加盐、糖和调味品
定期测量体重和身长
饮食卫生、进食安全

图2-18　中国7～24月龄婴幼儿平衡膳食宝塔（2022）

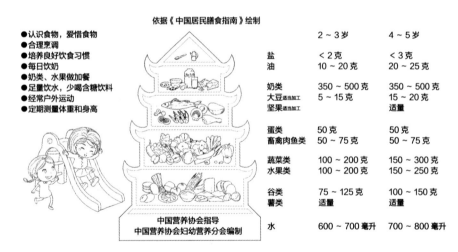

依据《中国居民膳食指南》绘制

●认识食物，爱惜食物
●合理烹调
●培养良好饮食习惯
●每日饮奶
●奶类、水果做加餐
●足量饮水，少喝含糖饮料
●经常户外运动
●定期测量体重和身高

	2～3岁	4～5岁
盐	＜2克	＜3克
油	10～20克	20～25克
奶类	350～500克	350～500克
大豆 适当加工	5～15克	15～20克
坚果 适当加工		适量
蛋类	50克	50克
畜禽肉鱼类	50～75克	50～75克
蔬菜类	100～200克	150～300克
水果类	100～200克	150～250克
谷类	75～125克	100～150克
薯类	适量	适量
水	600～700毫升	700～800毫升

中国营养协会指导
中国营养协会妇幼营养分会编制

图2-19　中国学龄前儿童平衡膳食宝塔（2022）

（5）学龄儿童（6～17岁）：根据年龄给予平衡膳食，具体参考中国学龄儿童平衡膳食指南推荐量。所有年龄儿童足量饮水，其中4～5岁每天700～800mL，6～10岁每天800～1 000mL，11～17岁每天1 100～1 400mL。

五、合并疾病的治疗技术要点

新型冠状病毒感染不仅会侵袭呼吸道，而且会导致其他各系统受累出现并发症。同时，基层医生面临的患者往往有一种或多种合并疾病，因此治疗时必须贯彻综合性、整体性、全人全程医疗的全科理念。

（一）新型冠状病毒感染的系统损害

1. 心血管系统

病毒直接侵犯、细胞介导的细胞毒作用等可引起心肌损害，新型冠状病毒感染冠状动脉内皮细胞后可引起血管内皮损伤和血栓形成，导致心肌缺血损伤。

新型冠状病毒感染后出现心悸、胸闷或胸痛、气短、呼吸困难等症状的患者，应警惕心血管并发症，包括急性冠脉综合征、心律失常、心肌炎、应激性心肌病、心功能不全甚至心源性休克等。

注意病毒性心肌炎的早期识别，血流动力学障碍患者还需警惕暴发性心肌炎。心肌损伤标记物、心电图、超声心动图等有助于临床医生对病情的判断，必要时可完善心脏磁共振检查。

2. 消化系统

新型冠状病毒感染患者出现胃肠道并发症的潜在机制涉及多个方面，可能与病毒、血管紧张素转换酶2（angiotensin converting enzyme 2，ACE2）受体高表达和/或胃肠道微血管凝血病等因素有关。

常见的胃肠道症状包括食欲下降、腹泻、恶心、呕吐、腹痛。腹泻或呕吐患者可予以口服或静脉补液等支持治疗，以维持水电解质平衡。

急性肝损伤是新型冠状病毒感染的常见并发症，患者无论有无慢性肝病基础，均可能出现转氨酶升高。谷丙转氨酶和谷草转氨酶通常轻度升高，严重的急性肝损伤虽较少见，但其与患者的病情严重程度及不良预后具有相关性。应定期监测肝脏生化指标，以便及时发现可能出现的肝损伤。应注意临床合理用药，以减少肝损伤风险。

重症患者还可出现肠麻痹、急性胆囊炎、胰腺炎甚至危及生命的肠系膜缺血，应予以警惕。

3. 肾脏损害

肾脏损害以肾小管损伤为主，多数患者尿常规检测可无明显异常，需进行肾小管相关检查；少数患者可有蛋白尿、血尿，实验室检测可见尿素氮与肌酐升高，部分患者可出现急性肾损伤。

出现肾脏损害后应积极寻找病因（如药物、低灌注等），并予以相应处理。应重视容量负荷的监测，维持水、电解质、酸碱平衡，针对病情采用个体化液体管理策略。需注意的是，在明显高热、服用退热药物导致大量出汗或存在腹泻的患者中，可能低估液体排出量。若由于容量负荷过重导致其他脏器功能异常时，应及早转诊至上级医院，评估是否开展肾脏替代治疗。

4. 血栓栓塞性事件

新型冠状病毒感染可引起血液呈高凝状态，深静脉血栓形成和肺栓塞风险明显增加，同时需警惕脑卒中和心肌梗死等动脉血栓形成事件的发生。

重症患者中常见异常凝血级联反应，出现血小板减少症和D-二聚体水平升高等凝血异常，导致死亡率增加。预防性使用小剂量肝素有助于降低静脉血栓栓塞的风险。需注意的是，重症患者即使采取血栓预防措施，仍存在静脉血栓栓塞的风险，临床应予以警惕。

5. 神经系统

出现神经系统并发症的潜在机制包括全身性功能障碍（如低氧、器官衰竭、药物作用等）导致的神经损伤、肾素-血管紧张素系统功能异常、机体对感染的全身性免疫应答失调、病毒直接侵犯神经系统等。

常见的神经系统症状包括头痛、头晕等。脑病常见于危重型患者，常见原因包括急性坏死性脑病、中毒性代谢性脑病、药物作用、脑血管疾病和非惊厥性癫痫发作；脑卒中（包括缺血性脑卒中、颅内出血和脑静脉窦血栓形成）相对少见，但临床仍需警惕；偶有发生吉兰-巴雷综合征的报道。

其他罕见神经系统疾病包括脑膜脑炎、小脑炎、急性播散性脑脊髓炎、多系统炎症综合征、癫痫发作、全身性肌阵挛及可逆性后部白质脑病。

6. 电解质紊乱

常见的电解质紊乱表现为低钠、低钾、低钙血症，其他情况（如高钠血症、高钾血症、低氯血症、血镁和血磷异常等）也可出现。电解质紊乱可能加重病情，严重者可致心血管系统、神经系统等多系统并发症，如低钾血症易诱发心律失常、低钠血症患者可出现神经系统症状等，应及早识别并积极纠正电解质紊乱，以降低病情进展风险。

新型冠状病毒感染期间出现腹泻、呕吐、发热大量出汗及液体摄入不足的患者，需警惕低钾血症的发生。对于进食减少甚至无法进食的患者，尤其老年人，还需警惕低钠血症。若患者出现恶心、呕吐、精神萎靡、嗜睡甚至昏迷等情况，需完善血钠、血钾等电解质检测。

根据临床评估的容量状态，结合血、尿电解质及渗透压、肾功能等实验室结果对电解质紊乱进行对症处理，同时积极探寻和纠正病因。对于低钠血症的患者，需要注意避免快速补钠导致脱髓鞘病变；对于低钾血症患者，注意监测尿量，"见尿补钾"。对于严重电解质紊乱者，应先行紧急处置并及时转诊。

（二）社区常见慢性疾病的管理

由于慢性疾病可增加新型冠状病毒感染者的重症风险及死亡

率，因此对于合并慢性疾病的新型冠状病毒感染者，应更加全面谨慎地进行慢病管理。

慢性疾病管理的总体原则：疫情流行期间，注重个人防护，保持社交距离、戴口罩、勤洗手等，同时保证充足的睡眠，增强营养摄入，避免剧烈运动。如原发病稳定，仅有新型冠状病毒感染相关症状且病情平稳，可居家自行对症治疗，但避免自行调整当前原发疾病用药。可进行远程医疗就诊指导原发疾病药物治疗或取药，最大程度避免交叉感染。如原发病或新型冠状病毒感染相关病情进展，需及时转诊。

1. 心血管疾病

对于冠心病、心功能不全、高血压等心血管疾病患者，需注意平衡每日液体出入量，如大量出汗应予以适量补水，密切监测血压与心率。如有新发胸痛、心前区不适、心悸、喘憋、下肢水肿等症状，需警惕心脏疾病加重。患者若出现不明原因的胸痛或心悸等症状、病情不平稳或发生急性心脑血管不良事件，应及时转诊。

对于高血压患者，根据病情并依据指南进行合理用药，已使用降压药物的患者可根据血压及其他情况继续使用原降压药物或加以调整，若既往已使用血管紧张素转化酶抑制剂（angiotensin converting enzyme inhibitor，ACEI）/血管紧张素受体拮抗剂（angiotensin receptor blocker，ARB），该药物可继续使用。需注意的是，新型冠状病毒感染患者可因应激、焦虑等导致的儿茶酚胺升高或受 ACE2 途径的影响，最终导致血压升高；也可由于潜在的摄入不足、发热、出汗等导致容量不足和电解质紊乱，以致血压下降，因此需密切关注血压变化情况。

2. 内分泌代谢疾病

对于有糖尿病、高脂血症或肥胖等基础疾病的患者，应坚持基础疾病的治疗，保证充足的饮水和均衡的营养摄入，注意监测血糖等。

对于糖尿病患者：①血糖控制不佳是感染的危险因素且与较差的临床预后结局相关；②糖尿病合并新型冠状病毒感染患者，建议增加血糖监测频率，如有心悸、手抖、出汗等症状，应及时进行血糖检测，警惕低血糖、严重高血糖和酮症酸中毒的发生等；③严重低氧患者，若服用二甲双胍可能增加乳酸酸中毒风险，应予以警惕；④若糖尿病患者出现血糖明显升高、恶心、呕吐、意识障碍等表现，需警惕糖尿病酮症酸中毒、高血糖高渗状态等急性并发症。根据标准方法实施胰岛素输注、心肾功能允许下规范充分补液，以及电解质补充，是针对酮症酸中毒和高血糖高渗状态的首选疗法，同时需立即转诊至内分泌专科继续诊治。

既往患有原发性和继发性肾上腺皮质激素缺乏，垂体功能减退症并接受激素替代治疗的患者，不可擅自停用激素，并警惕肾上腺危象和垂体危象的发生。对于有发热、恶心呕吐等应激状态的患者，应按要求增加糖皮质激素剂量至原剂量的 2 ~ 3 倍，必要时需转诊至内分泌专科。

3. 痛风

痛风患者常合并多种共同的基础疾病，包括肥胖、糖尿病、心血管疾病和慢性肾脏病等，这些合并症与新型冠状病毒感染风险增加及其不良预后相关。血尿酸升高亦可能诱发促炎状态，新型冠状病毒感染期间痛风急性发作的风险升高，并可能增加病情复杂程度。

国外研究发现，痛风尤其女性痛风患者，即使在接种疫苗的情况下，发生新型冠状病毒感染及其导致严重不良结局的风险均显著高于普通人群中的无痛风者。痛风患者发生新型冠状病毒感染后，其不良预后的风险增加，应予以关注。因此在整个新型冠状病毒感染流行期间，应积极控制血尿酸水平，加强饮食、饮水等综合管理，不停用正在使用的降尿酸药物（包括别嘌醇、非布司他、苯溴马隆）。应用奈玛特韦/利托那韦抗病毒治疗期间，禁止使用秋水仙碱。

4. 慢性肺部疾病

慢性肺部疾病患者合并新型冠状病毒感染后，重症率及死亡率均明显升高，此类人群应更加注意避免聚集、保持社交距离等疫情防控措施的实施，尽量降低新型冠状病毒感染的风险。疫情流行期间，哮喘患者应继续使用控制哮喘所需的全部常规药物，包括吸入性糖皮质激素、长效支气管扩张剂、白三烯调节剂、口服糖皮质激素等；慢性阻塞性肺疾病患者应继续使用治疗该疾病的全部必要维持药物，包括支气管扩张剂、吸入性糖皮质激素，必要时可使用罗氟司特和阿奇霉素，这些药物有助于最大程度降低慢性阻塞性肺疾病发作风险并提高肺功能。

5. 慢性肾脏病

慢性肾脏病患者应密切监测每日液体出入量，保证容量出入平衡，优质蛋白饮食，不应停止目前药物治疗。对于需要去医院透析的患者，应注意日常防护，使用专门的透析设备，并做好日常清洁。

接受 ACEI 或 ARB 治疗的患者应继续当前治疗，除非有停药指征（如高钾血症或低血压）。

6. 慢性肝病

慢性肝病患者尤其是代偿期肝病患者易继发细菌或病毒感染，在新型冠状病毒感染流行期间需加强个人防护，尽量避免感染。合并肝功能不全的患者应尽量避免应用可能加重肝损伤的药物，并注意药物之间的相互作用和用药剂量调整；合并食管静脉曲张并发症的患者，应注意避免食用硬质食物，避免再发消化道出血；既往有肝性脑病的患者应尽量避免一次性摄入过多的高蛋白食物，以免再次诱发肝性脑病。此外，建议患者不可自行停药，并注意监测肝功能变化，若病情进展应及时转诊。

7. 风湿免疫系统疾病

对于大多数风湿免疫病稳定期患者，新型冠状病毒感染期间宜暂缓使用柳氮磺吡啶、甲氨蝶呤、来氟米特、麦考酚酯、雷公藤、硫唑嘌呤、生物抑制剂（如肿瘤坏死因子抑制剂、白细胞介素 -6 受体抑制剂）和 JAK 抑制剂。由于白细胞介素 -6（IL-6）受体抑制剂或 JAK 抑制剂可作为重症患者的治疗药物与激素联合使用，因此对于新型冠状病毒感染重症患者或高危人群，应由专科医生评估此两种药物是否可以继续应用。对于风湿免疫病活动期患者，应由专科医生个体化评估决定是否继续免疫抑制治疗。世界卫生组织的相关指南不推荐羟氯喹用于新型冠状病毒感染者的治疗，但对于一直服用该药物的风湿免疫病患者，感染新型冠状病毒后无须停用。

接受糖皮质激素治疗的患者应维持新型冠状病毒感染前的给药剂量，以避免突然停药引起的病情活动和肾上腺皮质功能减退症等并发症。

无症状感染者可在感染后 10 ~ 17 天恢复抗风湿药物治疗，非重症感染者可在症状缓解后 7 ~ 10 天恢复抗风湿药物治疗。

8. 肿瘤性疾病

肿瘤患者延迟癌症导向治疗的持续时间取决于新型冠状病毒感染的严重程度、恶性肿瘤类型及状态、延迟治疗导致的癌症复发及进展风险、合并症、治疗的类型与强度以及治疗方案的不良反应等多方面因素，应结合患者个体情况综合考虑，具体治疗时机及方案建议应在肿瘤内科医生的指导下实施。

9. 精神疾病

若患者有认知功能障碍，生活难以自理，应指导其家庭照护者密切监测患者的生命体征并评估患者的意识状态；对于进食困难者，还应避免呛咳，及时翻身、拍背，避免吸入性肺炎，以免增加重症的风险。

长期服用精神药物的患者可继续之前的用药，但需要注意与新型冠状病毒感染治疗药物的相互作用与配伍禁忌，若为发热时间持续超过 3 天且正在服用氯氮平者，必要时考虑将当前氯氮平剂量减量应用、待退烧后再逐渐恢复至原剂量。服用碳酸锂的新型冠状病毒感染者应保持水分和食盐的稳定摄入。

（张昀　曾学军　金艳鸿　陈步东）

重点人群治疗与指导

基层诊疗中，必须特别关注老年人、孕产妇和儿童等重点人群的患病特点，给予合理处置。

一、老年人

（一）老年人感染的特点

老年人一旦罹患新型冠状病毒感染，容易出现与青壮年不同的特点，主要包括以下几点。

1. 具有症状不典型的特点

老年患者罹患新型冠状病毒感染后起病相对隐匿，临床症状通常不典型，部分患者只有低热甚至不发热，部分患者热程复杂，部分患者发热和呼吸道症状可不明显，仅表现为食欲减退、精神和认知状态改变、体力下降等，容易漏诊和误诊。长期需要照护和认知功能障碍的老年人往往不能恰当表达不适，不明原因的呼吸急促和心率增快是老年患者呼吸道感染的敏感指标，需要照护人员仔细观察和甄别。

2. 高龄是新型冠状病毒感染重症最重要的危险因素

老年人由于各器官储备功能和内环境稳定性明显减退，一旦患病容易出现病情迅速进展及恶化，并可出现多种并发症如合并缺氧性脑病、继发细菌感染、吸入性肺炎、电解质紊乱、多器官功能衰竭等。

3. 老年患者常患有高血压、糖尿病、冠心病等基础疾病，多病共患现象较为常见

一旦感染新型冠状病毒，容易导致基础疾病的病情不稳定，如血压波动、血糖波动等，严重时可能出现脑梗死、脑出血等并发症。

老年人的重要脏器功能往往处于临界状态，同时多重用药现象多见，容易出现药物不良反应和药物之间相互作用，均大大增加了治疗上的复杂性。

（二）诊断与评估

老年人新型冠状病毒感染的诊断标准遵循《新型冠状病毒感染诊疗方案（试行第十版）》，诊断时还需注意以下几点。

1. 老年患者可能缺乏典型的临床表现或无法准确描述症状，

需要医护和照护人员密切观察患者的日常症状和体征，出现意识状态改变（嗜睡或烦躁）、呼吸状态改变（如呼吸频率增快或减慢，呼吸幅度改变、胸腹矛盾运动、辅助呼吸肌活动）、无特殊诱因下基础疾病恶化（如出现血压、血糖、心率波动和心律变化）等不典型症状要考虑新型冠状病毒感染的可能性。

2. 由于老年人认知功能和对疾病自我感知能力的减退，发病时间可能不容易确定，因此在采集病史时可适当放宽时限，并尽可能同时对患者本人、共同居住者或照护人员进行详细询问。

3. 老年人活动范围和人员流动性通常较年轻人少，在流行病学史询问方面尤其要针对家庭聚集性发病进行详细询问。

4. 老年人合并肺部基础疾病者较多，如慢性阻塞性肺疾病、陈旧性肺结核等，胸部 X 线检查有一定局限性，建议尽量行胸部 CT 检查。同时在疾病监测过程中，出现双肺多发磨玻璃影，需注意与心力衰竭等疾病鉴别。

5. 病毒核酸检测阳性是确诊新型冠状病毒感染的"金标准"。老年人存在咳痰能力差、取样配合差等情况，因此对于临床高度怀疑，但呼吸道标本病毒核酸阴性者，可多次留取病原学送检。

老年人诊断新型冠状病毒感染后，对新型冠状病毒感染进行充分评估的同时，还应针对老年人同时存在的基础疾病、全身情况进行充分的评估，包括衰弱、营养、跌倒评估等。

当老年人存在以下情况时，应高度警惕重症的出现。

1. 合并慢性基础疾病，如心脑血管疾病、糖尿病、慢性呼吸道疾病、癌症、慢性肾功能不全、营养不良等，特别是近期这些疾病症状进行性加重且原用药物控制不理想。

2. 合并免疫功能缺陷的情况，如获得性免疫功能缺陷、器官移植术后、脾切除术后、90天内曾接受肿瘤放化疗治疗或长期应用免疫抑制剂等。

3. 存在以下因素之一：①容易发生误吸的危险因素；②肥胖；③近一年内曾因肺炎住院治疗；④精神状态异常；⑤症状较重（如极度疲乏）；⑥肺部病灶较大和/或两个病灶以上；⑦外周血淋巴细胞明显减少和/或进行性下降；⑧静息、呼吸空气状态下血氧饱和度（SpO_2）≤ 95%；⑨低氧血症与心率改变不同步；⑩肺外器官功能明显障碍；⑪合并其他病原感染。

4. 如无基础疾病，存在以下体征之一：①心率 ≥ 120 次/分；②动脉收缩压 < 90mmHg（1mmHg=0.133kPa）；③体温 > 40℃或 < 35℃；④意识障碍。

（三）治疗

1. 加强病情观察与监测，动态评估疾病严重程度。医务人员应告知老年人家属（或照护者）加强对老年人精神状态、进食情况、体力、二便等一般情况的观察，同时加强对体温、指氧饱和度、心率、血压等指标的监测，根据病情监测血常规、尿常规、C-反应蛋白、生化指标、凝血功能，必要时行动脉血气分析和胸部影像学检查。

2. 加强对症支持治疗和生活指导。卧床休息，合适的热量摄入；注意水电解质平衡，维持内环境稳定；保持呼吸道通畅，注意口腔卫生及护理，预防误吸；积极控制高热，高龄老人应用退热药物时应注意适当降低剂量，防止大量出汗引起血流动力学不稳定；

注意心功能，保持出入量平衡，酌情补液或利尿。对老年患者进行营养风险筛查并尽早启动肠内营养尤为重要，并根据营养需求及患者耐受情况选择合适的营养支持途径。加强对症治疗，积极缓解患者不适，如发热、咳嗽、焦虑、睡眠障碍等。

3. 老年患者常合并多种基础疾病，对缺氧耐受性差，容易出现心力衰竭，故氧疗和呼吸支持治疗应更加积极，尽早给予有效氧疗，积极改善缺氧状态，保持生命体征稳定。同时要注意合并有慢性阻塞性肺疾病、肥胖低通气、睡眠呼吸障碍等基础疾病的患者的氧疗目标，个体化调节吸氧浓度并加强监测，避免过高浓度的吸氧。

4. 药物治疗以简单有效为原则，尽量避免药物副作用。应结合老年医学的临床实践经验和老年人脏器功能状态选择副作用相对少的药物，同时进行药物剂量和用药间隔的调整，注意药物之间相互作用，严密观察药物不良反应。

5. 维持基础疾病的治疗，积极治疗并发症。老年患者往往合并糖尿病、慢性阻塞性肺疾病、冠心病、高血压等慢性疾病，是老年人新型冠状病毒感染发展为重型和危重型，甚至死亡的重要因素。需按时、规律、规范服用基础疾病治疗药物，并根据病情变化进行药物方案的合理调整。

6. 积极预防心衰、静脉血栓栓塞、消化道出血、吸入性肺炎等并发症，加强心理疏导和干预。同时由于生活环境的变化、疾病导致的身体衰弱等情况，需注意老年人患病期间可能容易导致跌倒，增加骨折的风险。

二、孕产妇

（一）孕期保健

1. 自我检测

新型冠状病毒感染孕妇应在加强自我防护的同时，注意自我健康监测。监测的主要内容包括体温、心率、血压以及有无呼吸道感染症状。有条件者，还可监测末梢血氧饱和度。孕晚期的孕妇需关注胎动。

如果孕期新型冠状病毒感染新型冠状病毒，症状经对症处理不缓解，出现高热不退（热峰 39°C 及以上超过 3 天）、呼吸困难、头晕或头痛加重、憋气、心慌、意识模糊等严重不适，或者孕妇出现了胎动异常或消失，或出现阴道出血、阴道流液、腹痛、血压升高等症状时，要及时就诊。

2. 孕期检查的原则和时间点

根据孕妇具体情况，必要时可适当调整产检时间。但 NT 彩超、唐氏筛查、系统彩超等部分检查项目存在关键时间段，应与产检医院和医生沟通确定产检时间。

下列情况需前往门诊就医：①新型冠状病毒感染症状严重或经对症处理不缓解；②需要做不能再调整时间的产检项目；③出现产科指征如胎动异常或消失、阴道出血、阴道流液、腹痛、血压升高等症状时。

就医时应注意规范佩戴 N95 口罩，尽量通过网上预约挂号、预约检查等，有条件者可通过线上医疗的形式咨询。

3. 终止妊娠时机和方式

轻型孕产妇尽可能避开新冠感染期分娩，但需要严密监测症状及体征。如果轻型或无症状可以选择自然分娩，新型冠状病毒感染孕妇分娩过程中，可以选择分娩镇痛。如出现难治性低氧血症、呼吸衰竭或病情恶化的重型或危重型孕妇，建议及时转诊至具有综合诊治实力的上级医院，分娩时机需要仔细权衡孕妇和胎儿的获益与风险，需要产科医师、儿科医师、母胎医学专家、重症监护团队的共同决策，如果不能耐受自然分娩，建议选择剖宫产终止妊娠。

（二）用药指导

孕产妇合并新型冠状病毒感染主要以对症治疗为主，同时综合考虑对孕产妇、胚胎、胎儿、新生儿及哺乳婴儿的影响，孕产妇常用化学药物如下表所示（表2-2）。

表2-2　孕产妇常用化学药物

症状	药物通用名	妊娠期	哺乳期	常用用法用量[a]
发热/咽痛/肌痛	对乙酰氨基酚	可用（首选）	可用（首选）	口服：发热或疼痛时一次0.5g，若持续发热或疼痛，可间隔4～6小时重复用药一次，24小时总剂量不超过2g
	布洛芬	妊娠早期和晚期禁用；妊娠中期无安全替代药物可短期使用	可用	口服：发热或疼痛时一次0.2g，若持续发热或疼痛，可间隔6～8小时重复用药一次，24小时不超过4次

症状	药物通用名	妊娠期	哺乳期	常用用法用量[a]
干咳	右美沙芬	妊娠早期禁用 妊娠中期和晚期可用	慎用	口服：一次 15 ~ 30mg，一日 3 ~ 4 次
咳痰	乙酰半胱氨酸	可用	慎用	口服：一次 0.2g，一日 3 次；雾化：一次 0.3g，每天 1 ~ 2 次，持续 5 ~ 10 日
咳痰	愈创甘油醚	可用	慎用	口服：一次 0.2g，一日 3 ~ 4 次
	氨溴索	妊娠早期禁用 妊娠中期和晚期慎用	慎用	口服：一次 30 ~ 60mg，一日 3 次
流涕/鼻塞	氯雷他定	可用	可用	口服：一次 10mg，一日 1 次
	西替利嗪	可用	可用	口服：一次 10mg，一日 1 次
	氯苯那敏	可用	慎用	口服：一次 4mg，一日 1 ~ 3 次
	海水/海盐水喷鼻	可用	可用	喷鼻：每天 1 ~ 2 次，或按需使用
腹泻	口服补液盐	可用	可用	口服：按说明书溶解，随时口服
	蒙脱石散	可用	可用	口服：一次 3g，一日 3 次
	益生菌	可用	可用	口服：根据具体说明书使用

注：a：国内部分药品说明书建议孕妇及哺乳期妇女禁用；Briggs Drugs in Pregnancy and Lactation：a reference guide to fetal and neonatal risk（第 12 版）指出，妊娠早期和晚期使用布洛芬的人类数据显示存在风险，哺乳期可使用 药品存在不同剂型和规格，具体用法用量参照药品说明书

其他注意事项如下：①建议妊娠及哺乳期选择单一成分的药物

对症治疗；②若选用中药治疗，须遵循中医辨证论治原则，个体化用药。应尽量规避妊娠禁忌药物，若确因病情需要，告知患者同意后应用，但应严格掌握用药剂量及时间，以免伤胎、动胎；③一般不需使用抗菌药物。若合并细菌感染，需在医生指导下选择适宜抗菌药物，避免盲目或不恰当使用，尤其是联合使用广谱抗菌药物；④关于抗病毒治疗，应在专科医生指导下，权衡病情严重程度与药物对孕妇和胎儿的影响后启动。

（三）产褥期指导

1. 除常规产科随访外，需要注意其是否存在发展为重症感染的高危因素，如产后出血、疲劳、妊娠期贫血、伴有哮喘、肥胖、高血压等基础疾病等。

2. 注意有无新发呼吸困难或加重，注意有无头晕、意识模糊等神志改变，必要时需要监测血氧情况。

3. 保证产妇充分的休息、足够的营养和进行必要的监测等。

（四）心理保健

1. 需关注孕产妇心理问题，主要表现为失眠、焦虑（包括惊恐发作）、抑郁、疑病、强迫等。

2. 目前并无充分的新型冠状病毒垂直传播给胎儿造成宫内感染的证据，不建议因孕妇感染新型冠状病毒而放弃妊娠。

3. 产科医师联合心理科医师可在线上、线下给予孕期教育，介绍孕期相关知识、不同孕周检查内容以及分娩时注意事项等。

4. 按照具体情况，及时到心理专科门诊、产科门诊开展多学科分层分级诊治。

（五）母乳喂养及新生儿处理

1. 鼓励母乳喂养，已康复者无须特殊防护。正在感染新冠的母亲在母乳喂养前需做好个人防护，包括佩戴口罩、洗手、清洁乳房等。

2. 新生儿应尽早断脐、清洁，同时进行新型冠状病毒感染的评估，可根据情况选择在出生 24 ~ 72 小时进行首次核酸或抗原检测。

3. 分娩时处于感染状态者，需要关注新生儿可能感染新型冠状病毒的早期症状，包括发热、嗜睡、流鼻涕、咳嗽、呕吐、腹泻、进食不良、呼吸困难，并及时就医。

4. 推荐哺乳期女性接种新型冠状病毒疫苗，而不是推迟至哺乳期后接种。哺乳期母亲接种新型冠状病毒疫苗后不建议停止母乳喂养。

三、儿童

（一）治疗指导

1. 抗病毒治疗

如有抗病毒药物使用指征，应由专科医生启动抗病毒治疗，或在专科医生指导下用药。

2. 退热治疗

（1）物理降温：用温水擦拭孩子颈部、腋窝、腹股沟等部位。不建议用热水、酒精给孩子擦拭。

（2）药物退热。建议使用对乙酰氨基酚或布洛芬退热药（按说明书服用）；婴幼儿或出现呕吐不止时也可用栓剂。

（3）用药注意事项：①每种退热药24小时内使用一般不超过4次，如果不到4小时再次出现发热可换另一种；②有热性惊厥史的儿童，建议38℃开始服药；没有热性惊厥史的儿童，建议38.5℃开始服药。体温降到37.5℃以下不建议再服用退烧药。

3. 镇咳祛痰

推荐用药：复方福尔可定口服溶液（咳嗽剧烈痰少时）、氨溴索溶液或复方甘草合剂（有痰时），雾化吸入治疗等。必要时在医生指导下用抗生素。

4. 流涕、鼻塞

如果鼻涕特别多，可服用西替利嗪。如果儿童鼻塞明显、影响睡眠者，可用盐水洗鼻。

5. 有喘息者

加用雾化治疗。

6. 消化道用药

可服用益生菌（双歧杆菌、乳酸杆菌、酪酸杆菌、酵母菌等）以调整胃肠功能，改善肠道功能紊乱、食欲缺乏。

7. 中医（中成药）治疗

临床表现：恶寒发热、肌肉酸痛者。

中成药推荐：小儿柴桂退热颗粒、小儿风热清口服液等。

临床表现：发热、咽干咽痛、咳嗽者

中成药推荐：金振口服液、儿童清肺口服液、小儿消积止咳口服液、减味小儿化痰散等。

临床表现：发热、食少腹胀、口臭、大便酸臭或秘结者

中成药推荐：健儿清解液、小儿豉翘清热颗粒等。

临床表现：咽痛明显者

中成药推荐：小儿清咽颗粒、开喉剑喷雾剂（儿童型）等。

临床表现：咳嗽明显者

中成药推荐：清宣止咳颗粒、小儿止咳糖浆、小儿清肺止咳片等。

临床表现：症见乏力、纳食不香者

中成药推荐：醒脾养儿颗粒等。

临床表现：腹泻、呕吐者

中成药推荐：藿香正气口服液（5岁以下按说明书减量服用，5岁以上参照成人）或藿香正气胶囊（软胶囊、丸）（5岁以上选用）。

（二）居家管理指导

判断儿童有无脱水情况（表2-3），出现轻度脱水，可优选口服补液盐Ⅲ，按照药品说明书服用。出现中重度脱水，需要就医进行处理。

表 2-3　WHO1 月龄至 5 岁儿童的脱水情况评估表（仅供参考）

检查内容	A 轻度脱水	B 中度脱水	C 重度脱水
一般情况	良好、警觉	烦躁、易激惹	昏睡或昏迷
眼窝	正常	下陷	明显下陷
口渴	饮水正常，无口渴	口渴，渴望喝水	只能少量饮水或不能饮水
触诊：皮肤弹性	捏起后回缩快	捏起后回缩慢	捏起后回缩很慢
诊断	无脱水症（丢失水分占体重＜5%）	有些脱水：≥B 栏 2 条体征（丢失水分占体重的 5%～10%）	重度脱水：≥C 栏 2 条体征（丢失水分占体重＞10%）
治疗	居家治疗以预防脱水和营养不良	如有可能，对患儿体重进行称重，并开始口服补液治疗	立即予以静脉补液

（三）居家防护指导

1. 尽量让患儿和照顾者有一个单独的卧室和卫生间。共用空间，做好通风，通过打开窗户或者使用通风的设备来帮助空气对流。

2. 照料者建议戴 N95 口罩，进入患儿房间之前先戴上；接触患儿血液、呕吐物、粪便和尿液的时候需要戴好手套，戴好口罩；勤洗手，不要短于 20 秒；可以使用肥皂水洗，也可以使用含有 75% 以上酒精浓度的免洗洗手液；避免脏手接触口鼻和眼睛等。

3. 日用物品注意消毒，可用 75% 酒精或者含氯消毒剂擦拭。

（施举红　马力　赵扬玉　赵顺英）

重症识别、转诊

基层诊疗中新型冠状病毒感染重症患者的识别，主要包括早期识别重型、危重型患者，识别重症高危人群，以及在随诊过程中及时发现预警信号，进行早期干预、合理处置、安全转诊。

一、重症的早期识别

（一）重型、危重型患者识别

结合具体工作条件，基层医生可以主要依据患者的呼吸频率、指氧饱和度以及血压、神志、体温（儿童）等识别重型、危重型患者。

发现呼吸频率 ≥ 30 次 / 分（儿童 < 2 月龄，RR ≥ 60 次 / 分；2 ~ 12 月 龄，RR ≥ 50 次 / 分；1 ~ 5 岁，RR ≥ 40 次 / 分；> 5 岁，RR ≥ 30 次 / 分，除外发热和

哭闹的影响），静息状态下吸空气时指氧饱和度 ≤ 93% 或低血压休克，儿童持续高热超过 3 天，或出现鼻翼扇动、三凹征、喘鸣或喘息，或出现意识障碍或惊厥，或拒食或喂养困难、有脱水征等情况，应及时做出紧急处置、安全转诊。

（二）重症高危人群的识别及预警信号的发现

1. 重症高危人群有以下临床特点

（1）年龄 ≥ 65 岁。

（2）长期居住于养老院或护理机构。

（3）妊娠。

（4）未接种新型冠状病毒疫苗或对疫苗应答不佳。

（5）体质量指数（body mass index，BMI）≥ $30kg/m^2$。

（6）具有以下合并症：①合并肺部疾病：如慢性阻塞性肺疾病、哮喘、支气管扩张、肺结核、间质性肺疾病、肺动脉高压、囊性纤维化患者等；②合并控制不佳的原发疾病：如糖尿病及糖尿病并发症、高血压、冠心病、慢性肾脏病、慢性心力衰竭、卒中、肝硬化、镰状细胞贫血患者等；③认知功能障碍、神经发育障碍（包括唐氏综合征、孤独症谱系障碍、学习障碍）患者；④器官移植受者、接受免疫抑制治疗（糖皮质激素/生物制剂/免疫抑制剂）者、艾滋病患者以及恶性肿瘤接受化疗的患者、原发性免疫缺陷病患者；⑤发生多种合并症。新型冠状病毒感染发生重症的高危因素分类分级如下表所示（表 2-4）。

表 2-4 　新型冠状病毒感染发生重症的高危因素分类分级

高危因素分类	高风险	中风险	低风险
恶性肿瘤	恶性肿瘤放化疗	—	—
内分泌、代谢性疾病	1 型 /2 型糖尿病，肥胖症 BMI ≥ 30kg/m^2	肥胖（25kg/m^2 ≤ BMI < 30kg/m^2）	—
心脑血管疾病	急性冠脉综合征、心力衰竭、脑梗死、脑出血等各种心脑血管疾病	—	高血压
呼吸系统疾病	间质性肺病、肺栓塞、肺动脉高压、支气管哮喘、支气管扩张症、慢性阻塞性肺疾病、肺结核	—	支气管肺发育异常、肺隔离症、先天性肺囊腺瘤样畸形
肝脏疾病	肝硬化、酒精性脂肪肝、非酒精性脂肪性肝病、自身免疫性肝炎	—	乙型病毒性肝炎、丙型病毒性肝炎
肾脏疾病	慢性肾脏病	—	—
精神疾病、神经系统退行性疾病	情绪障碍、精神分裂症、阿尔茨海默病	—	—
妊娠相关	妊娠、产褥期	—	—
吸烟	吸烟	—	—

高危因素分类	高风险	中风险	低风险
儿童	—	有基础病的儿童	—
遗传性疾病	唐氏综合征	镰状细胞贫血	地中海贫血
免疫系统缺陷	HIV 感染、器官 / 造血干细胞移植、服用免疫抑制药物、原发性免疫功能不全	—	—

2. 重症患者早期预警指标

基层医生在随诊新型冠状病毒感染患者的过程中及时发现预警信号,对于减重症具有极其重要的意义。在指导患者居家自我照护、观察病情时,也应特别强调预警信号和急诊就诊指征。

(1)对于成人患者,出现以下情况提示重症早期预警:①低氧血症或呼吸窘迫进行性加重;②组织氧合指标(如指氧饱和度、氧合指数)恶化或乳酸进行性升高;③外周血淋巴细胞计数进行性降低或炎症因子如白细胞介素 6(IL-6)、C 反应蛋白、铁蛋白等进行性上升;④ D- 二聚体等凝血功能相关指标明显升高;⑤胸部影像学显示肺部病变明显进展。

(2)对于儿童患者,出现以下情况提示重症早期预警:①呼吸频率增快;②精神反应差、嗜睡、惊厥;③外周血淋巴细胞计数降低和或血小板减少;④低或高血糖和 / 或乳酸升高;⑤ PCT、CRP、铁蛋白等炎症因子明显升高;⑥ AST、ALT、CK 明显增高;⑦ D- 二聚体等凝血功能相关指标明显升高;⑧头颅影像学有脑水肿等改变或胸部影像学显示肺部病变明显进展;⑨有基础疾病。

二、重点人群的早期干预措施

2023年1月3日，国务院联防联控机制综合组发布《关于做好新冠重点人群动态服务和"关口前移"工作的通知》，强调要充分发挥基层组织综合管理和基层医疗卫生机构专业服务作用，坚持"早发现、早识别、早干预、早转诊"，预防和减少新型冠状病毒感染重症发生，确保疫情防控"迎峰转段"平稳有序（图 2-20）。

（一）强化重点人群包保联系

组织动员村（居）民委员会及其公共卫生委员会、社会组织、社区工作者、志愿者等，以街道乡镇为单位通过包片（村）、包户、包人等方式，明确网格内 65 岁以上老年人、孕产妇、儿童、残疾人等重点群体联系服务包保团队。参与包保团队工作的人数要与所联系服务的重点人群数相匹配，每个团队至少指定 1 名医务人员提供专业指导。各地要为高龄老人、有基础性疾病患者等重症高风险人群和困境儿童发放"健康包"，包括一定数量的退热药、止咳药、感冒药、抗原检测试剂、口罩、消毒用品等。要特别关注空巢（独居）老人和仅与残疾子女共同居住的老年人，加强日常联系。

（二）主动做好重点人群动态服务

发挥家庭医生联系群众和主动服务作用，利用云服务、

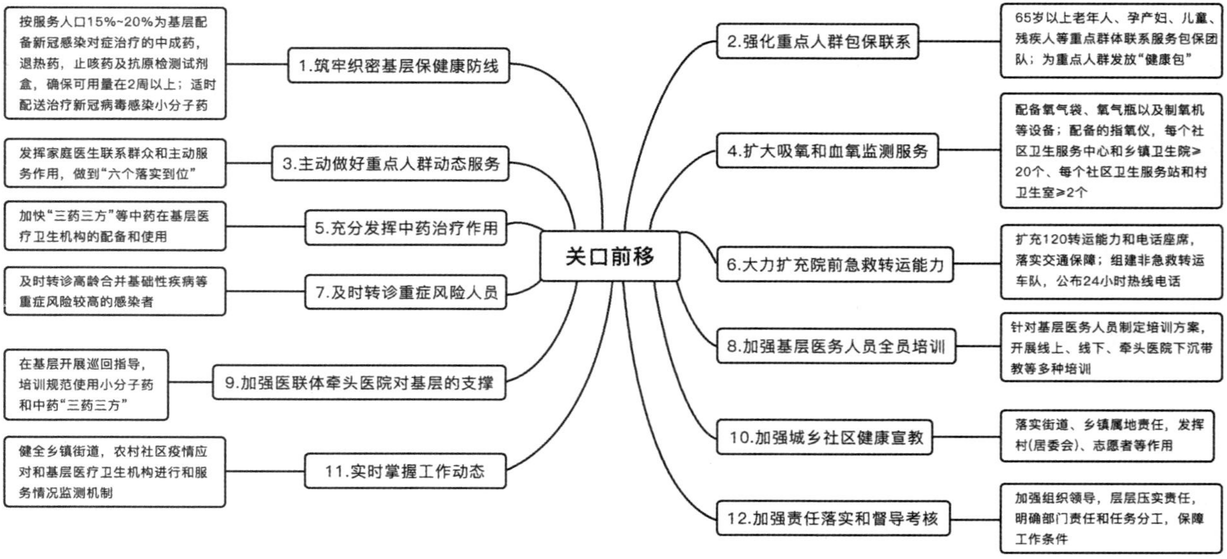

图 2-20 做好新冠重点人群动态服务和 "关口前移" 工作

关口前移

1. 筑牢织密基层保健康的线
按照人口15%~20%为基层备新冠感染对症治疗的中成药，进退热药、止咳药及抗原检测试剂盒，确保可用量在2周以上；适时配送治疗新冠病毒感染小分子药

3. 主动做好重点人群动态服务
发挥家庭医生联系公众和主动服务作用，做到 "六个落实到位"

5. 充分发挥中药治疗作用
加快 "三药三方" 等中药在基层医疗卫生机构的配备和使用

7. 及时转诊重症高危并基础性疾病及时转诊高危并合并基础性疾病重症风险较高的感染者

9. 加强医联体牵头医院对基层的支撑
在基层开展巡回指导，组训规范使用小分子药和中药 "三药三方"，对农村基层医疗卫生机构进行和服务的沟通监测机制

11. 实时掌握工作动态
健全乡镇街道、农村社区疫情应对和基层医疗卫生服务情况监测机制

2. 强化重点人群包保联系
65岁以上老年人、孕产妇、儿童、残疾人等重点人群体联系并保团队，为重点人群发放 "健康包"

4. 扩大吸氧和血氧监测服务
配备氧气袋、氧气瓶以及制氧机等设备；配备血氧仪，每个社区卫生服务中心和乡镇卫生院≥20个，每个社区卫生服务站和村卫生室≥2个

6. 大力扩充院前急救转运能力
扩充120转运能力和电话席库，畅通交通保障；线下、线上、24小时热线电话救护车队，公布24小时热线电话

8. 加强基层医务人员全员培训
针对基层医务人员制定培训方案，开展线上、线下、零头医院下沉带教等多种培训

10. 加强乡镇社区健康宣教
落实街道、乡镇属地责任，发挥村（居委会）、志愿者等作用

12. 加强责任落实和督导考核
明确部门责任和任务分工，保障工作条件

134 ｜ 第二章 新型冠状病毒感染的基层诊疗

电话、微信、视频等非接触方式或上门随访等面对面服务方式，做实红黄绿色标识重点人群健康服务。

（三）扩大吸氧和血氧监测服务

各地要为基层医疗卫生机构、养老机构配备数量适宜的氧气袋、氧气瓶以及制氧机等设备，确保能够及时为门诊患者、居家治疗患者及养老机构老年人提供氧疗或氧气灌装服务。各地要积极组织为65岁以上有新型冠状病毒感染重症风险且行动不便的重点人群发放指氧仪，指导居家自测血氧饱和度。

（四）加强城乡社区健康宣教

针对前期排查登记的重点人群，通过短信提示、发放"知晓卡"、农村广播通知等多种形式，让群众知晓新型冠状病毒感染基本常识、就诊流程、村（居）干部和所在地基层医疗卫生机构24小时咨询电话。广泛发放简单易行的重症早期识别操作指南、居家治疗指南，指导群众出现重症风险倾向时及时到医疗卫生机构就诊。

三、预防重症的早期干预措施

（一）认真做好每一位就医患者的接诊评估与监测

1. 全面而有针对性的病史采集，包括流行病学史采集。

2. 关注生命体征，完善重点查体，除血氧饱和度以外，注意观察神志、精神状态和心肺体征。

3. 充分利用自身开展辅助检查的条件，正确解读实验室检查及影像学、心电图等检查结果。

4. 如果评估发现需要立即转诊的指征，给以力所能及的合理处置，安全转诊。

（二）对每一位就医患者进行准确分类、处理，尽最大努力保护患者生命与健康

1. 及时识别重症患者，做出紧急处置，包括及时判断、合理使用抗病毒药物，安全转诊。

2. 对于非重症患者进行高危因素评估，识别高危人群，对其进行抗病毒小分子药物使用指征和禁忌的评估，用药后监测病情和药物不良反应。对于高危人群有肺炎表现者，建议尽快转诊。

3. 对于非重症高危人群无肺炎表现者，以及非重症非高危人群，做好就诊处理及居家自我照护指导，指导病情观察，强调急诊就诊指征。早期干预，指导用药，做好对症治疗，密切随访。不建议直接启动激素、抗凝等治疗。

4. 对于特殊人群，如孕妇、哺乳期妇女或未成年人，指导病情观察，进行特殊用药指导，必要时转诊专科。应当注意，这些患者的转诊需求级别需上调 1 级。

5. 对于康复期患者，在做好健康导向的心理调节、康复锻炼等支持的同时，关注出院患者的药物治疗和氧疗调整，管理并发症，定期复查、评估再住院风险。

（三）协调资源，建立和完善转诊机制

1. 与医联体单位医务人员密切联系，上下联动协同诊治，促进多科合作，为患者提供连续性、综合性、整体性医疗。

2. 与基层行政单位如居委会密切联系，引导志愿者提供医疗卫生所需服务，以家庭为单位开展诊疗工作，提供协调性的全人医疗。

四、转诊

分级诊疗对于合理利用医疗资源、最大限度保护人民群众健康是至关重要的。基层医生识别出重症患者应合理安排，安全转诊。

（一）转诊指征

1. 接诊评估新型冠状病毒感染患者症状、体征和现有检查结果，出现以下任意一种情况建议立即转诊。

（1）RR ≥ 30 次 / 分或 < 9 次 / 分。

（2）指氧饱和度 ≤ 93%。

（3）患者难以表达完整的语句。

（4）休克（神志差、难唤醒、皮肤湿冷、血压低）。

（5）肺部 CT 示严重肺部感染，或合并急性呼吸窘迫综合征、肺栓塞等事件。

（6）严重或新发肝肾功能不全 / 心肺功能不全。

（7）需进行血液透析。

（8）合并未控制的全身复杂疾病。

（9）基础疾病加重／出现急性并发症：酮症酸中毒、高血糖高渗综合征、垂体或肾上腺危象、哮喘加重等。

（10）高热时间超过五天。

（11）血小板减少、粒细胞缺乏、淋巴细胞进行性减少。

（12）血栓栓塞事件：如剧烈胸痛、言语不利、新发肢体无力、单侧面瘫、咯血、呼吸困难、单侧肢体肿胀。

（13）严重皮疹。

（14）无法解释的心悸、气短。

2. 指导新型冠状病毒感染患者进行病情观察，随诊时如发现以下预警情况、无处理条件，应尽快联系转诊（可告知患者如出现以下预警情况尽快门急诊就诊）。

（1）发绀。

（2）呼吸困难初发或明显加重。

（3）吸氧需求增加，指血氧饱和度低于93%（孕妇低于95%）。

（4）持续高热，退热药无效。

（5）轻微活动即明显气短。

（6）HR > 130 次／分或 < 40 次／分，RR ≥ 20 次／分。

（7）血压下降（SBP < 100mmHg）甚至休克。

（8）胸痛，咯血，单侧肢体肿。

（9）神志异常（嗜睡、意识障碍等）或新发肢体无力（单／双）。

（10）压之不褪色的皮疹（出血性皮疹）。

（11）其他自行无法处理的症状。

（12）老年人需额外密切关注进食情况、神志、二便等。除常规预警外，如出现以下预警，需尽快前往门诊或急诊就诊：①2天及以上不能进食；②高热>3天；③意识障碍（淡漠、嗜睡、烦躁甚至昏迷等）；④便失禁；⑤尿量明显减少；⑥新发呼吸困难甚至不能平卧；⑦咳嗽/喘息加重；⑧咯血；⑨胸痛；⑩痰多难以咳出甚至出现痰鸣；⑪球结膜明显水肿；⑫基础病加重等。

（二）转诊前处理

做出转诊决策的同时需要对不同分类的患者做出合理处置。

符合上述立即转诊指征或尽快转诊指征的患者，或新型冠状病毒感染患者基层诊疗流程建议中分类为重症的患者：①吸氧；②建立静脉通路（是否静脉补液、给药需视具体病情和诊疗条件而定）；③床旁及转运时监测生命体征；④联系转运通道紧急转诊至有条件进行新冠重症诊治的医院。

新型冠状病毒感染患者基层诊疗流程建议中分类为非重症患者中的重症高危人群，如果有肺炎表现：①评估抗病毒小分子药物使用指征和禁忌，用药后监测病情和药物不良反应；②针对患者本次就诊原因做出合理处置，进行居家自我照护指导，尽快联系转诊；③指导患者进行病情观察；④强调急诊就诊指征。

（三）转诊方式

1. 应依据患者病情和患者所需医疗资源决定转诊方式

参照《基层医疗卫生机构急重患者判断及转诊技术标准》，拟转诊患者可根据患者生命体征进行综合判断（MEWS评分，适用于成人），做出病情严重程度分层（表2-5）。

表2-5 改良早期预警评分（MEWS评分）

评分	1	0	1	2	3
心率（次/分）	41～50	51～100	101～110	111～129	≥130
收缩压（mmHg）	81～100	101～199		≥200	
呼吸频率（次/分）		9～14	15～20	21～29	≥30
体温（℃）		35.0～38.4		≥38.5	
意识		清楚	对声音有反应	对疼痛有反应	无反应

注：①MEWS评分≥9分为极高危（病情可能随时危及患者生命，需立即进行现场抢救）；

②5≤MEWS评分<9分为高危（患者目前无危及生命的危险，但如果不及时处理，将随时有可能发展为危及生命或造成永久残疾的临床情况）；

③MEWS评分<5分为平诊（患者目前生命体征平稳，以各项指标判断无明显危及生命或致残的风险存在）。

2. 依据患者病情严重程度分层及所需医疗资源进行转诊需求分级（表2-6）。

表2-6 患者转诊需求分级

患者病情严重程度	患者所需医疗资源	患者转诊需求	患者转诊需求级别
极高危、高危	需途中生命支持、可能紧急溶栓、介入等资源	立即急救车转诊	1级
高危	预计数小时内无生命支持资源需求	立即转诊	2级

患者病情严重程度	患者所需医疗资源	患者转诊需求	患者转诊需求级别
高危或平诊	因基层医疗卫生机构医疗资源有限，需上转完善诊断或治疗	尽快转诊	3级
平诊	基层医疗卫生机构医疗资源可满足患者诊疗需求	择期转诊或不转诊	4级

对转诊需求分级为1级的患者，应尽快联系急救中心或上级医疗单位急救车转诊。如受地理位置等条件所限，不能联系或等待急救车，需采用力所能及的安全转运措施尽快转诊。

对转诊需求分级为二三级的患者，可根据患者和家属诉求确定转诊方式。

3. 转诊机构选择与联系

应基于区域医疗机构分布，根据患者病情和救治需求，并结合患者与家属意见，必要时与急救中心协调确定转诊医疗机构。

在患者转运的同时，基层医疗卫生机构医务人员应直接或通过急救中心医务人员，同时与拟转诊医疗机构的急诊分诊部门及时取得联系，确定接诊科室，必要时向接诊科室医务人员进行初步病情介绍，便于该医疗机构提前做出急救准备。转诊前需要联系患者家属／监护人／直系亲人。

（沙悦　徐娜　张冰清　沈敏）

居家自我照护指导

对于非重症患者，都应进行生活起居、自我健康管理和自我医疗服务等居家自我照护指导，并告知患者预警情况。自我照护指导也是康复期患者康复指导中的重要组成部分。成功的自我照护指导，有赖于基层医生具有良好的专业能力和沟通能力。基于疾病诊治能力，医生可以为患者提供正确的健康管理和疾病诊疗信息；基于临床沟通能力，医生可以有效地将这些信息传递给患者。通过合理安排随访，为患者提供诊治"安全网"，既可以帮助患者合理应对自身不适、避免过度焦虑，又可以密切观察病情、及时发现风险。

一、阳性感染者生活起居

非必要不外出，不接受探访。同住人应做好个人防护，一并遵守居家隔离康复管理要求。

阳性感染者单独居住在通风良好的房间，按要求做好每日开窗通风。中央空调应关闭回风。

减少直接接触。阳性感染者生活用品与他人分开存放、分开洗涤。采用分餐制，单独使用餐具。房间内配备个人防护用品以及消毒产品、带盖的垃圾桶等防疫物资。

阳性感染者进入家中公共区域应规范佩戴 N95 口罩，同住人与阳性感染者接触时，或处理其污染物及污染物体表面时，应当做好个人防护，佩戴 N95 口罩，一次性手套，倡导保持一米线以上距离，做好手卫生。

卫生间需做好日常清洁和消毒，应加强开窗通风，或开启排气设备进行通风换气。坐便器冲水时，先盖马桶盖再冲水。卫生间、厨房的干湿地漏均需要每天定时注水，注水后盖上盖子，再用注水的塑料袋压住地漏，或采用硅胶垫等封堵，防止气溶胶传播。

每次清理垃圾时使用双层塑料袋并扎紧封口，喷洒消毒后由同住人员须佩戴 N95/KN95 口罩及乳胶手套，将垃圾放至指定地点。

除生活必需品和药品外，尽量不要订购其他快递。采取无接触方式收取快递、外卖，做好个人防护。

二、自我健康管理

做好每日 2 次健康监测记录，特别是静息和活动后的指氧饱和度。出现新型冠状病毒感染相关症状或原有基础疾病等明显加重时，要根据病情对症治疗或及时就医。

居家康复人员隔离的第六七天连续 2 次核酸检测 Ct

值 ≥ 35 则解除隔离。

平衡营养膳食。保证充分能量和营养摄入，多吃新鲜蔬菜和水果。注意水、电解质平衡，维持内环境稳定。

选择适宜的运动项目进行居家锻炼，避免劳累，比如八段锦、五禽戏等中医导引操或广播体操等。

保持心理健康。减少焦虑、恐惧、紧张、烦躁情绪，可用兴趣爱好充实自己的生活。保持规律的日常作息及娱乐，良好的心情能帮助提高机体免疫力。定期与亲朋好友沟通交流。如果出现情绪低落或受某些不良情绪影响，可主动与信任的人倾诉获得心理支持，消除负面情绪。必要时可寻求心理专业人员支持，拨打心理援助热线。

三、自我医疗服务

针对病毒感染患者大多采用对症治疗，主要是缓解症状，告知在出现症状的初期对症用药（按药品说明书规范使用，并向患者提供药物不良反应相关信息），有条件人员可以使用家用制氧机开展经鼻高流量氧疗。具体可参照前面治疗部分。

退烧药：布洛芬、对乙酰氨基酚。

止咳药：复方鲜竹沥液、苏黄止咳胶囊、急支糖浆等。

化痰药：复方甘草片、半胱氨酸颗粒等。

流鼻涕：马来酸氯苯那敏、氯雷他定、西替利嗪、布地奈德喷鼻等。

咽痛咽干：西地碘含片、六神丸、西瓜霜含片等。

中成药：清肺排毒颗粒、化湿败毒颗粒、宣肺败毒颗粒、感冒清热颗粒、连花清瘟胶囊（颗粒）、金花清感颗粒等等。注意：只选一种，不要叠加。

基础病用药：新型冠状病毒感染可能导致慢性病、基础疾病的病情加重。强调患有基础疾病的人日常一定要规律用药，控制好病情，并建议患者备足一个月左右的基础病用药。应告知患者目标值。

四、居家自我照护预警情况

向患者强调，居家自我照护时需密切监测病情，应提示患者出现任一预警信号需尽快急诊就医或协助患者安全转诊（详见本章第四节重症识别、转诊）。

（沙悦　朱惠娟　李绪言　丁冰杰）

参考文献

1. PRUTKIN JORDAN M.COVID-19：心律失常与传导系统疾病 [EB/OL].(2023-02-07)[2023-03-15].https://www.uptodate.com/contents/zh-Hans/covid-19-arrhythmias-and-conduction-system-disease.

2. KOCHI AN, TAGLIARI AP, FORLEO GB,et al.Cardiac and arrhythmic complications in patients with COVID-19.J Cardiovasc Electrophysiol.2020 May;31(5):1003-1008.

3. 国务院联防联控机制综合组 . 新型冠状病毒感染诊疗方案（试行第十版).(2023-01-06).[2023-01-06]. http://www.nhc.gov.cn/ylyjs/pqt/202301/32de5b2ff9bf4eaa88e75bdf7223a65a/files/460b0e7b19bd42f3bba00c1efb9b6811.pdf

4. 北京协和医院新型冠状病毒感染基层诊疗建议多学科专家组 . 北京协和医院新型冠状病毒感染基层诊疗建议 (2023)[J]. 协和医学杂志 ,2023,14(1):60-74.

5. 中华人民共和国国家卫生健康委员会 .WS/T 810-2022 基层医疗卫生机构急重患者判断及转诊技术标准 [S]. 北京：中华人民共和国国家卫生健康委员会 ,2023.

6. 北京协和医院呼吸与危重症医学科 . 北京协和医院呼吸与危重症医学科新冠肺炎诊疗参考方案 (2022 年 12 月版)[EB/OL].(2022-12-26)[2023-01-05].https://mp.weixin.qq.com/s/8lwoZ6LE1RxDaXxhkl-ltw.

7. 中华医学会全科医学分会，中华中医药学会全科医学分会，中华预防医学会呼吸病预防与控制专业委员会，等 . 新型冠状病毒感染基层诊疗和服务指南（第一版）.中华全科医师杂志，2023，22(00):E001-E001.

8. 国务院联防联控机制综合组.关于做好新冠重点人群动态服务和"关口前移"工作的通知[EB/OL].(2023-01-04)[2023-03-15].http://www.gov.cn/xinwen/2023-01/04/content_5734926.htm.

9. 国务院联防联控机制综合组.关于印发新冠重点人群健康服务工作方案的通知[EB/OL].(2022-12-09)[2023-03-15]. http://www.gov.cn/xinwen/2022-12/09/content_5730971.htm.

10. SIDDIQI,HASAN K,MANDEEP R MEHRA. "COVID-19 illness in native and immunosuppressed states: A clinical-therapeutic staging proposal." The Journal of heart and lung transplantation:the official publication of the International Society for Heart Transplantation vol.39,5(2020):405-407.

11. 北京健康委员会.新型冠状病毒阳性感染者居家康复实用手册（第一版）.(2022-12-08) [2022-12-08].http://wjw.beijing.gov.cn/zwgk_20040/tzgg/202212/P020221208784288540887.pdf

12. 北京健康委员会.新型冠状病毒阳性感染者居家康复专家指引（第一版）.(2022-12-07)[2022-12-07].http://wjw.beijing.gov.cn/zwgk_20040/tzgg/202212/t20221207_2872708.html

第三章

新型冠状病毒感染者恢复期健康管理

疾病进展过程和恢复期的定义

一、疾病进展阶段

当前多数人群在新型冠状病毒感染后主要经历潜伏期、临床症状期、恢复期三个阶段，少数会出现"复阳"。

（一）潜伏期

感染者通过飞沫或者气溶胶将病毒吸入，病毒一开始潜伏在上呼吸道，在人体细胞内复制、繁殖，这个过程一般为2～4天。宿主没有明显症状，但具有传染性，为家庭、人群中潜在的传染源。

（二）临床症状

病毒大量损伤上呼吸道黏膜后，免疫系统对此做出反应，感染者随即出现发热、干咳等典型症状和体征，出现症状后 1 周内传染性相对较强。新型冠状病毒感染为自限性疾病，一般人群病程为 7 天左右。

（三）恢复期

发病 7 天后大部分轻症患者核酸开始转阴，病毒载量也很低，基本不具传染性。恢复期可能仍然有相关不适症状，放松心情、充分休息，上述大多症状短期内可逐渐缓解。

（四）复阳

少数人在恢复期内，在核酸检测时可能出现"复阳"现象。一般认为"复阳"检出的是体内病毒的一些片段，没有传染性，也没有致病力。

二、恢复期的定义

根据《新型冠状病毒感染诊疗方案（试行第十版）》及专家建议，当新型冠状病毒感染者满足以下标准中任意一条时，即已进入恢复期。

连续两次核酸检测阴性或 Ct 值 ≥ 35。

不方便进行核酸检测者，连续 3 天开展抗原检测，结果均为阴性。

居家隔离满 7 天时，未使用退热药情况下，发热症状消退超过 24 小时。

满足以上三条中的任何一条且其他症状明显好转的感染者，基本无传染性。

三、恢复期健康问题

世界卫生组织（WHO）发布的《新型冠状病毒肺炎个人康复指南（2022 版）》中，恢复期人群目前主要存在以下健康问题：呼吸急促，体力活动与锻炼受限，体力下降，产生疲劳感，声音嘶哑与咳嗽，有吞咽问题，营养及嗅觉、味觉问题，注意力、记忆力和思维清晰度减退的问题，压力、焦虑、抑郁和睡眠问题，以及身体疼痛等。针对以上健康问题，应进行积极干预。

四、恢复期注意事项

研究发现，疫苗接种和过往感染带来的自然免疫会提供一定程度的防护，但无法完全抵御新变异株的感染。奥密克戎变异株会造成很强的免疫逃逸，需警惕二次感染的发生。

除了新型冠状病毒感染之外，还需注意其他的呼吸系统传染病，如流行性感冒、普通感冒等，儿童还可能面临着呼吸道合胞病毒、腺病毒等的威胁。

恢复期仍需加强患者的自身健康监测。在新型冠状病毒感染康复后的 1 个月内，基础病可能会较前有所进展或复发。因此，要重点关注有基础病的患者，摸清辖区内重点人群及其新型冠状病毒疫苗接种情况，推进实施分级分类管理。

患者应根据自身健康监测决定复工返岗时间，恢复期 1~3 周内避免过度劳累；老年人恢复期 1 个月内避免劳累，根据自己身体条件，逐步恢复正常生活。

（吴浩　金光辉）

新型冠状病毒感染恢复期相关症状康复

在新型冠状病毒防控及康复过程中，合理用药、坚持中西医并重，对现阶段疾病康复意义重大。尤其是在恢复期，部分患者伴有咳嗽、乏力、气短、疼痛、心悸、失眠、精神心理等症状，对此应当对症治疗，合理用药，药食结合，同时也可以使用一些物理方法（非药物疗法）促进机体的快速恢复。

一、咳嗽

一般轻度咳嗽可以不用治疗。若出现严重咳嗽、痰多或痰咳不出的症状，且影响正常休息时，则需要进行对症治疗。

（一）处理原则

病毒感染后咳嗽不必使用抗菌药物治疗。部分咳嗽症状明显的成人患者可短期应用镇咳药、抗组胺药和减充血剂（如复方甲氧那明，2粒，每天3次，疗程7～14天）。如有需要也可采用物理因子治疗，如高频电治疗等。

1. 镇咳药物

（1）中枢性镇咳药

依赖性镇咳药：可待因、福尔可定等。

非依赖性镇咳药：右美沙芬、喷托维林等。

（2）外周性镇咳药：那可丁、苯丙哌林、苯佐那酯、莫吉司坦等

2. 祛痰药物

愈创木酚甘油醚、氨溴索和溴己新、乙酰半胱氨酸、羧甲司坦等。

3. 建议就医的情况

临床上有少部分患者因迁延性感染导致亚急性咳嗽，感染因素依然存在，可能需要抗感染治疗，建议考虑将此部分患者转诊至专科医院，明确其感染征象及实验室依据后再针对性抗感染治疗。

4. 一定要重视的疾病

气胸、气管支气管异物、肺栓塞、肺水肿、急性心肌梗死。

5. 容易忽视的问题

药物引起的咳嗽、消化系统疾病、上呼吸道综合征。

6. 应警惕的临床表现

咳嗽伴咯血、咳嗽伴发热及呼吸窘迫、咳嗽伴发作性喘息。

（二）中医干预方式

1. 药物干预

无基础疾病、感染新型冠状病毒后呈现轻症的患者，伴有咽部疼痛或者咳嗽（尤其干咳为主），没有其他症状，可以选用荆防败毒散、银翘散、桑菊饮。

2. 外治法

（1）刮痧：用刮痧板或瓷勺进行刮痧。沿双侧肺经往复刮痧。具体操作是从拇指外侧缘沿外侧白肉际经肘关节肱骨小头到肱二头肌外侧，涂抹润滑油，用刮痧板进行缓慢往复刮痧，以皮肤泛红、略起痧为宜，1周可以做两到三次。每日刮一侧肺经。刮痧后饮用适量温水。有出血倾向、皮肤高度过敏者禁用此操作（图3-1）。

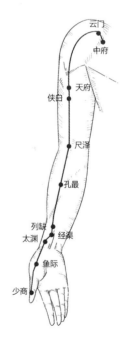

图3-1　刮痧经络示意图

（2）穴位按摩：分别是天突（胸骨上窝正中）、双侧鱼际（第一掌骨中点桡侧，赤白肉际处），用拇指指腹前缘点压穴位，先点按9秒，后保持点按力度不变，按顺时针方向揉9次，再逆时针方向揉9次的顺序，共点按36次。每日1次（图3-2）。

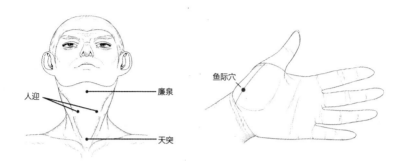

图 3-2　穴位按摩

二、乏力

乏力是新型冠状病毒感染恢复期患者最常报告的症状，通常被描述为一种全面的身体和精神疲倦感。

身体疲劳：全身感到沉重，即使是小的动作也要耗费巨大体力。

精神和认知疲劳：难以思考、集中注意力或接受新信息，记忆和学习受到影响。即使是最基本的选词和解决问题也变得困难。

（一）生活方式干预

1. 疲劳评估

采用自我疲劳分级表进行评估，0 分代表无乏力疲劳，10 分代表不能耐受乏力和疲劳，分值越高，代表程度越严重。

2. 保持节奏

保持节奏是一种在不加重症状的情况下帮助患者避免崩溃和管理活动的策略。患者制订的计划应具有灵活性，能在力所能及的范围内做事，避免"过度疲劳"。随着体力的增强和症状的改善，可以有控制地逐渐提高活动水平，控制需求，确保这些需求与当前能力相符。以有规律、可控的方式让患者的身体和头脑面对这些需求，从而逐渐恢复。

3. 确定优先次序

当体力水平低下时，可能需要确保将能量用于最重要的活动上。可以确定出哪些是一天中最必要的活动，哪些活动可以在其他时间或日期进行，哪些活动可以由其他人协助完成。

4. 制订计划

在制订日计划或周计划时，将活动分散开来，而不要试图在一天内完成所有活动。考虑体力水平何时可能在最佳状态，用这个时间完成高能量任务。对某项活动进行分级，使其不必一次完成。活动包括日常生活活动，以及耐力和抗阻等运动，每周 3 ~ 5 次，每次 30 分钟左右。活动或运动要循序渐进，以自觉疲劳程度和个体心率作为评价标准，达到轻中度疲劳或60%～70%靶心率是作为活动和运动终止的标准。与制订活动计划同样重要的是制订休息和放松时间表，可根据需要在一天中计划多次休息时间。

（二）中医干预方式

1. 药物干预

老年人和慢性基础疾病者预后较差，若出现呼吸困难不能缓解，需及时前往医院就诊。感染病毒转阴后自觉疲乏，休息后未见明显缓解的人群；症状较轻微而无呼吸困难的人群，常规进行基础疾病治疗的同时可适当予以补气药物进行治疗，如人参、百合、桔梗等药物补益肺气，宣畅气机。

2. 外治

（1）穴位按摩：沿双侧膀胱经从大杼（第一胸椎棘突下，旁开1.5寸）至肾俞（第二腰椎棘突下，旁开1.5寸）共28个穴位进行点按，隔日1次。用拇指指腹前缘点按穴位，先点按9秒、后保持点按力度不变，按顺时针方向揉9次，再逆时针方向揉9次的顺序，共点按36次（图3-3）。

（2）泡洗：足部有很多反应点，具有缓解疲劳的作用。取生姜3片（约一元硬币大小），加艾绒5克，盐5克，共煮10分钟，加水至踝关节以上，控制温度在40～43℃，保持此温度泡洗约30分钟，每日1次。以微微汗出为宜，不可大汗淋漓。如果患有心脏病，泡洗时间需要减半，切忌时间过久。

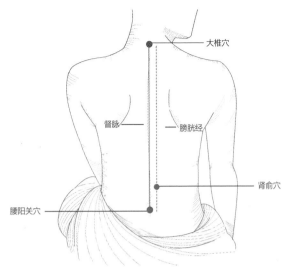

图3-3 穴位按摩治疗乏力

三、气短

新型冠状病毒感染后气短的症状较为常见。气短症状会让人感到焦虑，继而又会加重气短。

（一）处理原则

1. 评估

采用改良博格呼吸困难分级指数进行评估，0分代表无呼吸困难，10分代表不能耐受的呼吸困难，分值越高，说明程度越严重。

2. 缓解呼吸急促的体位

（1）俯卧位：腹部朝下躺平（俯卧）可以帮助缓解呼吸急促。

（2）斜坡侧卧：用多个枕头支撑身体上部及头颈部侧卧，膝盖微微弯曲。

（3）前倾坐位：坐在一张桌子旁边，腰部以上前倾，头颈趴在桌面的枕头上，手臂放置于桌子上；或者坐在椅子上，身体前倾，手臂放置于膝盖或椅子扶手上。

（4）前倾立位：立位，身体前倾，伏于窗台或者其他稳定的支撑面上。

（5）背部倚靠立位：背靠墙壁，双手置于身体两侧，双足距墙约 30 厘米，两腿分开。

3. 呼吸训练

（1）控制呼吸法：取舒适坐位，并有充分的支撑；将一只手放置于胸前，另一只手放在腹部；可以闭上双眼并关注呼吸；缓慢用鼻吸气（当无法用鼻吸气时用口吸气）然后用口呼出；当吸气时，会感觉到放置在腹部的手的起伏幅度比放在胸部的手更大；尝试尽可能让呼吸变得缓慢、放松而流畅。

（2）节奏呼吸法：当需要进行较大体力活动或会导致呼吸急促的活动（如爬楼梯或爬坡）时，可采用本方法，注意适当休息。

将某项活动分解成多个更小活动，使其完成起来更轻松，而不会在完成后感到疲倦或呼吸困难。在需要费力进行某项活动（如上一级台阶）前先吸气。在用力时呼气，比如爬上一级台阶的过程中，用鼻吸气和用口呼气会有所帮助。

4. 建议就医的情况

（1）轻微活动后即出现非常明显的气短，采用任何缓解呼吸急促的姿势后都无法改善。

（2）静止时呼吸急促程度发生改变，且采用任何呼吸控制技术后都无法改善。

（3）处于某些姿势，进行活动或锻炼期间感到胸痛、心跳加速或头晕。

（4）感到混乱的情况逐步加重，或者说话困难、理解他人讲话困难。

（5）出现面部、手臂和腿部的无力，尤其是在一侧身体上出现。

（6）焦虑状况或情绪恶化，或有伤害自己的想法。

5. 一定要重视的疾病

急性喉头水肿、气管异物、肺栓塞、气胸、急性心肌梗死、急性中毒。

6. 应警惕的临床表现

气短伴发热、气短伴胸痛、气短伴意识障碍。

（二）中医干预方式

1. 药物干预

中成药治疗：宜服用具有补肺益肾功效的中成药。

中成药推荐：生脉饮、金水宝胶囊、蛤蚧定喘胶囊等。

2. 外治法

（1）穴位按摩：取天突（胸骨上窝正中）、膻中（前正中线平第四肋间隙）、内关穴（腕横纹上2寸，掌长肌腱与桡侧腕屈肌腱之间）进行点按。用拇指指腹前缘按压穴位，先点按9秒、保持点按力度不变，按顺时针方向揉9次，再逆时针方向揉9次的顺序，共点按36次。每日1次（见图3-4）。

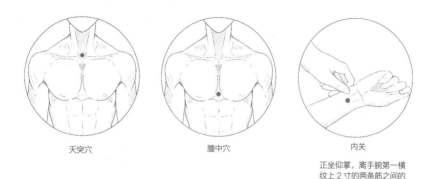

天突穴　　　　　　　膻中穴　　　　　　　内关

正坐仰掌，离手腕第一横
纹上2寸的两条筋之间的
凹陷处。

图 3-4　穴位按摩治疗气短

（2）刮痧：沿双侧膀胱经从大杼（第一胸椎棘突下，旁开1.5寸）至肾俞（第二腰椎棘突下，旁开1.5寸）涂刮痧油，进行缓慢往复刮痧，以皮肤泛红、略起痧为宜。每周可以做2~3次。

（3）艾灸：用艾条，使用回旋灸的方法，距皮肤1.5~3厘米，艾灸条在皮肤上从大杼（第一胸椎棘突下，旁开1.5寸）至肾俞（第二腰椎棘突下，旁开1.5寸）做顺时针或逆时针转动。操作时间约30分钟，隔日1次。

四、失眠

失眠表现为入睡困难、早醒、多梦易醒等，是常见的身心问题。环境的改变和对疫情的恐惧会影响睡眠，长时间的睡眠问题会给新型冠状病毒感染患者带来不良情绪体验。

（一）处理原则

1. 保证充足的优质睡眠

（1）有规律的入睡和起床时间。

（2）家人／照护者可以尝试确保所处的环境没有使患者分心的事物，例如过强的光线或噪声。

（3）尝试在睡前1小时停止使用手机和平板电脑等电子设备。

（4）尽可能减少尼古丁（例如吸烟）、咖啡因和酒精的摄入。

（5）尝试有助入睡的放松技巧。

2. 入睡困难者可选唑吡坦、右佐匹克隆、扎来普隆，睡眠不深或早醒可选用艾司唑仑等

（二）中医干预方式

1. 药物干预

（1）中成药治疗：宜服用具有养心安神功效的中成药。

（2）中成药推荐：加味逍遥丸、百乐眠胶囊、舒肝解郁胶囊等。

2. 外治法

（1）穴位按摩：身体端坐于椅子上，先将右脚架在左腿上，右手握着脚趾，用左手掌摩擦右脚心的涌泉穴，按顺时针方向揉36次，后用掌根来回擦36次，直至脚心发热；再将左脚架在右腿上，以右手掌摩擦左脚心的涌泉穴，直到脚心发热为止。两脚都擦热之后，将脚趾微微转动几下，再把两脚互相摩擦。每日睡前1次，需长期坚持，才能起到治疗的效果。

（2）导引疗法：仰卧于床上，双臂与身体平行，掌心向上，闭目凝神，注意力移至足尖；绷直双足，双手握拳，做松握动作，动作自然而不用力，做3~5分钟后，双手停止运动，进行深呼吸，默数呼吸数十次。每日1次。

（3）中药泡洗：以酸枣仁、鸡血藤、首乌藤、桂枝、远志、香橼各5克，生姜3片，煮水20分钟取汁，加水至踝关节以上，控制温度在40~43℃，保持此温度泡洗约30分钟，每日1次。以微微汗出为宜，不可大汗淋漓。如果有心脏疾病，泡洗时间需要减半，切忌时间过久。

五、疼痛

疼痛是新型冠状病毒感染康复人群的常见症状，可以发生在身体的特定部位（关节痛、肌肉痛、头痛、胸痛和腹痛）或蔓延至全身。持续疼痛（持续3个月以上）可能会影响睡眠、疲劳程度、情绪，以及注意力或工作能力。

（一）处理原则

1. 采用视觉模拟评分 VAS、口述分级评分 VRS 等进行每日随访跟踪。

2. 对于关节、肌肉或全身疼痛，可以随餐服用对乙酰氨基酚或布洛芬等镇痛药。

3. 对于镇痛药治疗无效的疼痛，还可采用物理因子治疗，如中高频电疗、光疗、磁疗等。

4. 彻底消除持续性疼痛可能很难，因此，可将目标设定为使疼痛处于可控范围内，从而让患者能够保持功能，睡眠良好，并参与必要的日常活动。

5. 良好的睡眠有助于减轻疼痛症状。如果疼痛干扰了睡眠，那么选择在睡觉的时候服用镇痛药可能会有帮助。

6. 听放松的音乐或冥想也有助于缓解疼痛。

7. 调整日常活动的节奏是控制疼痛的关键之一。温和的运动还有助于内啡肽分泌，以缓解疼痛。

8. 疼痛是很常见的症状，可以忍受轻微的疼痛，但不要过度忍痛，以免加重疼痛和疲劳程度。

（二）中医干预方式

1. 药物干预

感染新型冠状病毒恢复期出现身体、肌肉疼痛多为湿毒侵袭、气机痹阻，治疗当以化湿祛浊、宣发郁热、调畅气机为主。在常规治疗的同时可加入葛根、羌活等药物散热胜湿止痛。咽喉疼痛多为热毒上攻所致，治疗时可加入射干、桔梗等药物清热解毒利咽。若出现胸痛明显，应及时前往医疗机构就诊。

2. 外治法

（1）穴位按摩：咽喉红肿疼痛明显者，可点按少商穴（拇指末端桡侧，指甲根角侧上方 0.1 寸），用一手拇指和食指捏住另一手拇指两侧，以揉、捏、掐的方式按摩少商穴，两侧交替进行，每次 3 分钟，每日 1 次；或经酒精消毒后使用三棱针点刺少商穴放血 2～3 滴，对咽喉肿痛实热证有较好效果（图 3-5）。

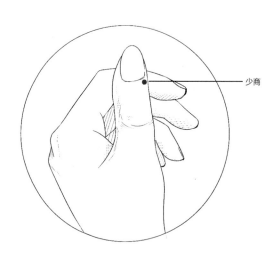

少商

图 3-5　少商穴按摩

（2）热敷：用热毛巾外敷身体疼痛部位，如颈项部、腰骶部、后背等，亦可用吹风机热风吹疼痛部位，注意防止烫伤。

（3）刮痧：沿风池－肩井穴一线、风府－大椎穴一线、廉泉－天突穴一线涂刮痧油，按照从上到下顺序刮痧，力度要适中，以皮肤泛红、略起痧为宜。每周可以做1～2次，对缓解头痛、咽痛、项背疼痛均有效果（图3-6）。

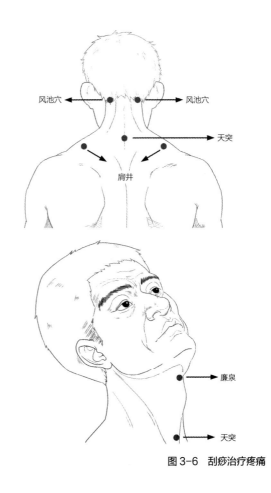

图3-6　刮痧治疗疼痛

六、心悸

新型冠状病毒感染恢复期，部分患者会出现心悸的症状，需警惕病毒性心肌炎的发生，应明确为静息状态还是运动后出现的心悸，建议患者及时去医院进行检查，必要时通过影像学检查明确心悸病因，并及时采取措施控制心悸加重。若患者心悸症状较轻，建议注意多休息，调节生活作息，保持充足睡眠，同时加强自身营养，多摄入富含蛋白质和维生素的食物，提高机体抗病能力。

（一）处理原则

1. 识别和纠正血流动力学障碍。
2. 基础疾病和诱因的纠正和处理。
3. 衡量获益与风险。
4. 治疗与预防兼顾。
5. 一定要重视的疾病：心肌炎、心肌梗死、心绞痛、心力衰竭、甲状腺功能亢进。
6. 应警惕的临床表现：心悸伴心前区疼痛、心悸伴发热、心悸伴晕厥或抽搐、心悸伴贫血、心悸伴呼吸困难、心悸伴消瘦出汗、心悸伴发绀。

（二）中医干预方式

1. 中药干预

中成药治疗：宜服用具有益气养阴、清心安神功效的中成药。

中成药推荐：生脉饮、参松养心胶囊等。

2. 外治法

（1）穴位按摩：身体端坐于椅子上，点按内关穴（腕横纹上2寸，掌长肌腱与桡侧腕屈肌腱之间），用一手拇指和食指捏住另一手腕部，以揉捏掐的方式按摩内关穴，两侧交替进行，每次3分钟，每日1～2次（图3-7）。

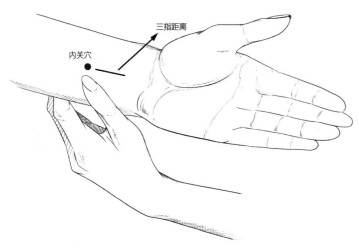

三指距离

内关穴

图3-7　按摩内关穴

（2）艾灸：用艾条，使用回旋灸的方法，距皮肤 1.5 ~ 3cm，艾灸条在皮肤上于内关穴（腕横纹上 2 寸，掌长肌腱与桡侧腕屈肌腱之间）、神门（腕横纹小鱼际侧，突起豌豆骨上缘凹陷）做顺时针或逆时针转动。操作时间约 30 分钟，隔日 1 次（见图 3-8）。

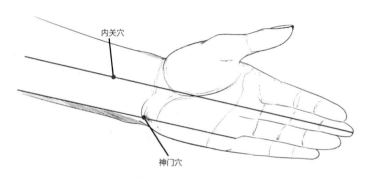

图 3-8　艾灸治疗心悸

七、精神心理

感染新型冠状病毒和继发后遗症状可能会导致患者感到焦虑（担心、恐惧）或抑郁（情绪低落、悲伤）。

（一）处理原则

1. 采用抑郁自评量表（SDS）、焦虑自评量表（SAS）

进行定期随访评估。

2. 采用认知疗法和行为疗法，消除产生心理障碍的应激源，改善患者的焦虑抑郁情绪，建立积极乐观心境。对于较为严重的症状，除心理、行为干预外，还可以辅助药物治疗，如入睡困难合并抑郁时可选用阿戈美拉汀、曲唑酮、米氮平、氟伏沙明等。

（二）干预方式

1. 在疾病流行及康复过程中，出现恐惧、紧张和焦虑等情绪，是自然的，不必过度紧张。克服恐惧心理，要从以下3个方面入手。

（1）要做到作息规律，保证充足睡眠，适度锻炼、读书、听音乐等，保证饮食健康。不要采取否认、回避退缩、过分依赖他人、指责抱怨、转移情绪发怒、冲动等不良应对方式，特别是不要试图通过烟酒来缓解紧张情绪。

（2）积极进行心理调适：与他人多交流，相互鼓励，相互支持，转移注意力，自我安慰和激励等。

（3）可以进行呼吸放松训练、有氧运动、正念打坐、冥想等方式来调适情绪。

2. 呼吸节律练习操作方法：在感觉到有压力时，试着调整呼吸；把手放在腹部，慢慢地用鼻吸气，让腹部用力，感受气息从鼻部进入腹腔，腹部慢慢鼓起来；然后再专注地让腹部慢慢回落，呼气，慢慢地让呼吸的时间拉长。每次10分钟左右，可以帮助有效放松。

（海鹏程　李雪琦）

新型冠状病毒感染恢复期膳食推荐

在新型冠状病毒感染恢复期，合理运用药膳进行食养和食疗，既能保证足够的营养摄入，维持机体气血阴阳平衡，防病毒侵袭；也能帮助体弱易感者增强体质、提高免疫力；还能辅助药物治疗，帮助尽快康复，恢复脏腑功能。

营养支持的总原则为平衡膳食，保证每日能量和蛋白质的摄入量，保持健康体重，及时纠正或治疗各类营养不良。可少量多餐进食，注意饮食应定时定量，食物多样，合理搭配，纠正偏食及挑食习惯，对食欲缺乏者可增加菜肴种类，调整烹调方法等以适合其口味、增强食欲。适量增加肉蛋奶类食物和新鲜蔬菜、水果的摄入量，避免食用辛辣刺激性食物、油炸油腻食物，适量饮水。恢复期应慎用各类减重饮食。有基础疾病者应注意坚持营养治疗，出现严重营养不良者应及时就诊，由专业医师给予相关治疗。

一、润肺化痰食疗方

（一）雪梨罗汉果水

【主要原料】罗汉果 1 个，梨 2 个。

【主要功效】滋阴润肺，止咳化痰，清咽利喉。

【制作方法】罗汉果洗净掰开，梨去皮切小块，放入水中大火烧开，小火炖 20 分钟即可。

【食用方法】温饮。日服 2 次。

（二）玉米须橘皮水

【主要原料】干玉米须 3 克（或 5 根鲜玉米须），干橘皮 10 克（或鲜橘皮 25 克）。

【主要功效】止咳化痰。

【制作方法】以上食材洗净，共同加水煎煮 15 分钟。

【食用方法】温饮。日服 2 次。

（三）无花果罗汉果水

【主要原料】罗汉果半个，无花果 30 克。

【主要功效】理气祛痰，润肺止咳，润肠。

【制作方法】罗汉果洗净掰开，无花果洗净，放入水中大火烧开，小火炖煮 20 分钟。

【食用方法】温饮。日服 2 次。

（四）橙子生姜炖瘦肉

【主要原料】橙子1个不去皮，生姜30克，猪瘦肉250克。

【主要功效】润肺，止咳化痰。

【制作方法】橙子生姜切片，瘦肉切小块，先烧开水，瘦肉焯水2分钟捞出，所有食材加入锅中小火炖煮1小时。

（五）沙参百合瘦肉汤

【主要原料】北沙参15克，百合30克，猪瘦肉18克，陈皮1片。

【主要功效】润肺养阴，化痰止咳。

【制作方法】猪瘦肉洗净，北沙参、陈皮、百合洗净。将所有的材料一齐放进已煲开的水中，继续用中火煲约两小时，加少许盐调味，即可饮用。

二、解表散寒食养

（一）白萝卜蜂蜜水

【主要原料】洗净的白萝卜1个，蜂蜜30克，白胡椒5粒，生姜3片。

【主要功效】发汗散寒，化痰止咳。

【制作方法】将白萝卜切片入锅，加入白胡椒、生姜，加水煮沸，续煮 15 分钟，加入蜂蜜。

【食用方法】温饮。

（二）黄豆双白饮

【主要原料】黄豆 50 克，葱白连头 3 根（洗净），洗净的白萝卜 3 片。

【主要功效】疏风解表。

【制作方法】将黄豆加入锅中，加入 1 000ml 水，泡 30 分钟后加入葱白和白萝卜，煮沸后改小火煮 15 ～ 20 分钟。

【食用方法】温饮。

（三）核桃葱白生姜汤

【主要原料】核桃肉，葱白，生姜，红茶各等份。

【主要功效】解表散风寒。

【制作方法】将生姜、葱白洗净，葱白切段，生姜切片，与核桃仁、红茶混入锅中浸泡 15 ～ 20 分钟，水煎，取汤汁。

【食用方法】代茶饮。

（四）柠檬淡盐水

【主要原料】柠檬 1/3 个，盐 1 克，水 500mL。

【主要功效】驱寒生津。

【制作方法】柠檬带皮切片，用温水浸泡，加入盐。

【食用方法】代茶饮。

三、利咽止痛食疗方

（一）桑叶菊花茶

【主要原料】桑叶 10 克，菊花 10 克，薄荷 5 克。

【主要功效】解表发散风热。

【制作方法】将桑叶、菊花洗净凉水泡 10 ~ 15 分钟，水煎 10 分钟后加入薄荷，续煎 5 分钟，关火后取汁。

【食用方法】代茶饮。

（二）梨汤

【主要原料】罗汉果半个，梨 1 个，乌梅 2 颗。

【主要功效】养阴利咽，生津。

【制作方法】将梨洗净切块，同乌梅、罗汉果加水同煮。

【食用方法】温饮。

（三）苦瓜青榄炖瘦肉

【主要原料】苦瓜半个，青榄 5 个，猪瘦肉 250 克。

【主要功效】润肺泻火，利咽止痛。

【制作方法】苦瓜切大片，青榄纵向剖开，瘦肉切小块。烧开水，将瘦肉焯两分钟后捞出，所有食材加适量水，小火炖 60 分钟。

（四）青榄罗汉果炖瘦肉

【主要原料】罗汉果半个，青榄 5 个，瘦肉 250 克。

【主要功效】润肺泻火，利咽止痛。

【制作方法】罗汉果掰成大片，青榄纵向剖开，瘦肉切小块。烧开水，将瘦肉焯两分钟后捞出，所有食材加适量水，小火炖 60 分钟。

四、益气药膳，健脾化湿食疗方

（一）山药冬瓜莲子粥

【主要原料】山药（干）30 克，冬瓜 20 克，莲子 5 克，小米 100 克，生姜 5 克。

【主要功效】健脾渗湿，和中安神。其中，山药平，补健脾，培土生金而实卫；冬瓜利湿；莲子补脾止泻，益肾涩精，养心安神；小米和中，益肾，除热，解毒；生姜解表散寒，温中止呕，化痰止咳。

【制作方法】将上述原料洗净，放入炖盅内，文火熬粥。

【食用方法】佐餐食用。每周食用 1 ~ 3 次。

（二）薏苡仁茯苓山药粥

【主要原料】薏苡仁 10 克，茯苓 10 克，山药 50 克，藿香 5 克，鸡胸肉 50 克，香菇 3 ~ 5 个，粳米 100 克。

【主要功效】健脾利湿，和胃益气。其中，薏苡仁归脾、胃、肺经，上清肺热，下渗脾湿，是健脾祛湿良药；茯苓健脾祛湿，宁心安神；山药补脾养胃，生津益肺；藿香芳香化浊，醒脾运湿；鸡肉温中益气，补精添髓；香菇扶正补虚、健脾开胃；粳米健脾和胃，补中益气。

【制作方法】薏苡仁泡发，茯苓碾成粉，山药去皮切丁，香菇洗净泡发切丁，鸡胸肉煮熟切丁，粳米洗净；锅中倒入薏苡仁、粳米，加适量的水，大火煮开转小火煮 1 小时；放入山药、茯苓粉、鸡肉丁、香菇丁、藿香，煮 20 分钟加少许盐调味即可。

【食用方法】佐餐食用。每周食用 1 ~ 3 次。

注意：药膳中的粥品升血糖较快，不建议糖尿病患者选用。此外，药膳配方中若含冰糖或白糖，糖尿病患者需根据血糖控制情况进行选择。服用药膳仍需注意饮食有节，不可暴饮暴食。烹饪过程中，生肉与熟食或直接食用的蔬菜一起加工，可造成交叉污染，注意加工生肉时应使用单独的刀具和案板。肉蛋类要煮熟煮透再食用。提倡分餐制，使用公勺公筷，减少疾病传播。

（金光辉　田国庆）

新型冠状病毒感染恢复期生活与行为注意事项

新型冠状病毒感染急性期后，虽然核酸、抗原检测结果已经转阴，但机体尚未恢复到病前水平，部分人员仍有乏力、咳嗽、嗅觉味觉尚未恢复等症状，需要 1～2 周，甚至更长的时间才能完全缓解。故此阶段，在个人防护、日常生活起居、日常活动锻炼、返岗工作等方面应本着循序渐进、量力而行的原则，逐步恢复如常。

一、生活起居注意事项

感染者康复后，应加强通风、做好物表消毒。主要消毒部位包括感染者居住的房间，除餐具、床上用品、衣物外，其他多可采用消毒剂擦拭。衣物、毛巾、床单、被套等可以用衣物消毒剂浸泡消毒，也可以用洗衣机 60℃ 以上加温程序洗涤消毒。被褥、贵重衣物等，可以通过通风晾晒、塑料袋包裹收纳放置 7～10 天等方式处理。处理上述物件时，应佩戴口罩，且不能将衣物抖动，避免物表病毒再次形成气溶胶，被吸入体内，详见第五节中的具体内容。

保证充足营养、规律作息和良好睡眠。饮食方面要注意多摄入高蛋白有营养的食物。有些患者有吸烟、饮酒的习惯，建议新型冠状病毒感染康复之后尽量戒烟、限酒，特别是一些身体已经有危险因素的人，吸烟、饮酒会加重基础疾病。对于新型冠状病毒感染康复之后胃口不好，或有味觉障碍者，建议少食多餐。如果是糖尿病患者，还应保持规律饮食，避免血糖出现较大波动。

急性发热的症状消退后，如体力允许，可以洗澡，但应避免蒸桑拿。洗浴时一定避免受凉，注意室内温度适宜，洗澡水温不宜过高，洗澡时长尽量控制在 15 分钟以内，浴后及时擦干身上的水分，穿衣保暖，使用暖风吹干头发。洗澡后可适当补充水分。年老体弱或有基础疾病的人群，可以等到体力恢复较好时再洗澡。

二、日常锻炼注意事项

在规律起居、保证充足营养和睡眠的基础上，可根据自身耐受情况逐渐恢复运动，从低强度活动开始，如散步、练习八段锦、做一些日常简单的家务等，如无明显不适，数周内可逐渐增加活动强度，如上下楼梯、快走、慢跑、骑自行车、游泳、跳舞直至恢复到患病前的正常活动状态。居家患者的锻炼对恢复体力和耐力非常重要，但需要在安全的前提下进行。推荐将新型冠状病毒感染恢复锻炼分为 5 个阶段，每个阶段保持至少 7 天才能进入下一阶段，可以使用 Borg 主观疲劳感知评估量表粗略作为逐步提高活动水平的标准。

如在运动过程中出现胸痛、心悸、头晕等症状时应立即停止，必要时及时就医。对于住院康复患者、原有心肺基础疾病患者和遗留有乏力、胸闷、呼吸困难等症状的患者，两周内避免进行剧烈运动或繁重工作，可维持低强度运动至少 1 ~ 2 周，当身体逐步适应后再进行更高强度的运动。

三、返岗工作注意事项

在返岗工作之初，应从较轻的工作量开始，逐步恢复到常态工作量和工作状态，避免情绪紧张、加班、熬夜等行为。

如有可能，可每日午休 20 ~ 30 分钟。

由于个体存在体质、年龄、病情严重程度等差异，恢复时间也会不尽相同，因此恢复工作要循序渐进，强度以不感到疲劳为标准。

（吴浩　李述刚）

新型冠状病毒感染康复后居家消毒

感染者居家康复后，应加强室内通风，在清洁卫生的基础上，做好重点区域（如共用卫生间等）和使用过的物品（如餐具等）的消毒。消毒方法优先选用阳光暴晒、热力等物理消毒方法，对于室内物体表面可以采用化学消毒剂擦拭的方式。

一、不同对象的消毒方法

（一）室内空气

以开窗通风或机械通风为主，每日至少上、下午各进行1次开窗通风，每次30分钟以上。

（二）物体表面

家具、门把手、水龙头等光滑的物体表面，有污染物时应先清理污染物，再用 500mg/L 的含氯消毒液擦拭消毒，也可选择刺激性小的季铵盐消毒液，作用 30 分钟后清水擦拭干净。手机、遥控器、鼠标等小件物品可用酒精湿巾擦拭消毒。

（三）地面和可能被污染的墙壁等表面

可用 500mg/L 的含氯消毒液擦拭或喷洒消毒，消毒作用时间不少于 30 分钟。

（四）餐（饮）具

先清洗后消毒，首选煮沸消毒 15 分钟，也可用 500mg/L 含氯消毒液浸泡 15 分钟后，再用清水洗净。

（五）衣服、被褥、毛巾等纺织品

煮沸消毒 15 分钟，也可用 1 000mg/L 的季铵盐类消毒剂或其他衣物消毒液浸泡 30 分钟后，按常规清洗。

（六）拖布、抹布等卫生用具

应专区专用，避免交叉使用。用后以 1 000mg/L 的含氯消毒液进行浸泡消毒，作用 30 分钟后用清水冲洗干净，晾干存放。

（七）手、皮肤

加强手卫生，以洗手为主，也可使用含酒精的速干手消毒剂进行手消毒。

（八）卫生间

马桶坐垫及其周边可用含有效氯 1 000 ~ 2 000mg/L 消毒液擦拭消毒，厕所门把手、水龙头、洗手台面等手经常接触的部位，可用含有效氯 500mg/L 消毒液擦拭消毒，作用 30 分钟后，用清水擦干净。同时注意加强卫生间排风。

（九）冰箱及冷冻食品

冰箱内储存的冷冻食品如果可能受到污染，建议按垃圾处理；如果需要食用，也可煮熟煮透后食用，加工食品过程中做好个人防护，戴口罩、手套，严格做好手卫生。冰箱内壁如果受到污染，建议冰箱内温度恢复常温后参照"物体表面"消毒方法消毒。

（十）生活垃圾

垃圾及时收集清理，建议双层塑料袋严密包扎后，用含有效氯 1 000mg/L 的含氯消毒液对垃圾袋外表面进行喷洒消毒，再运送至垃圾投放点。

（十一）其他物品

对于不适宜消毒处理的物品，如书籍、贵重物品，可通过密闭封存、静置一段时间的方式进行处理。

二、消毒前准备

居家消毒可选用消毒剂，如含氯消毒剂、季铵盐类消毒剂、手消毒剂等，也可使用酒精或季铵盐消毒湿巾，以及口罩、一次性手套等防护用品。

消毒液要现用现配。以有效氯含量标识为 5% 的含氯消毒剂为例：配制浓度为 500mg/L 时，取 1 份消毒剂加入 99 份水混匀即可；配制浓度为 1 000mg/L 时，取 1 份消毒剂加入 49 份水混匀即可。

三、消毒相关注意事项

消毒剂，尤其含氯消毒剂具有一定的刺激性，配制和使用时应注意个人防护，并防止溅到眼睛。同时消毒剂具有一定的腐蚀性，注意达到消毒时间后用清水擦拭，防止对物品造成损坏。

消毒液应单独使用，不可与含其他化学成分的试剂混合使用。使用前认真阅读消毒产品说明书，严格按照说明书规定的使用范围、使用方法、作用浓度、作用时间正确使用。

居家消毒应科学规范，避免过度消毒。注意：不直接使用消毒剂对人体进行消毒，不在有人的情况下对室内空气进行消毒，不使用酒精对空气消毒，不进行大面积消毒。

消毒剂应存放于阴凉避光处，避免儿童触及。

（吴浩　金光辉）

不同人群新型冠状病毒感染恢复期指导

一、新型冠状病毒感染出院患者

新型冠状病毒感染重症 / 危重症患者出院后仍可能存在呼吸或肢体功能障碍，包括体能差、活动后气短，肌肉萎缩，创伤后应激综合征等。对于出院后的患者，应改善其呼吸困难症状和功能障碍，减少并发症，缓解焦虑抑郁情绪，降低致残率，最大程度恢复日常活动能力，提高生活质量，需要注意以下三方面问题。

（一）患者教育

健康生活方式教育，鼓励其参与家庭、社会活动。

（二）呼吸康复

有氧运动、力量训练、平衡训练、呼吸训练。

（三）日常生活能力指导

评估其日常活动能力，寻找出障碍点，在治疗师指导下进行干预。

二、孕妇

孕妇感染新型冠状病毒，康复后两周内仍需注意休息，可进行适当的运动，但运动的强度不宜过大，时间不宜过长，要循序渐进。采用如散步、孕妇体操等运动方式，运动前要做好热身，运动前后要适当补充水分。如果运动时感到劳累、胸闷气促、腹部紧绷感等不适，应调整运动强度，及时休息。如有先兆流产、前置胎盘等不适宜运动的情况应遵医嘱。

整个孕期要注意保证合理、充足的营养摄入，康复后不宜"大补"，不推荐进食大量补品，也尽量避免进食生冷、刺激的食品，保证为正常的、营养均衡、易消化的饮食即可，同时注意补充孕期所需的叶酸、铁、钙等微量元素。

保持心情愉快和情绪稳定，不必过分担心新型冠状病毒感染会对胎儿造成不良影响，目前认为新型冠状病毒垂直传播给胎儿造成宫内感染的概率极小，一般也不会导致畸形。学会自我心态调整，可以用放松训练、音乐、冥想等方法舒缓情绪，还可以向家人、朋友倾诉，必要时也可前往医院，向医生寻求帮助。

应定期孕检，孕中晚期的孕妇应自行监测胎动。如有胎动异常、腹痛、腹部不适、阴道出血等症状应立即到医院就诊。

转阴后部分孕妇还遗留一些症状，如咳嗽等，建议多饮水、休息，采用保暖、环境加湿等措施，观察症状变化，如有症状加重或再次出现发热甚至呼吸困难等情况要及时到医院就诊。

尽量减少到封闭、空气不流通的公众场所和人流密集的地方，保持社交距离，尽量不参与聚会、聚餐等活动。出门仍应佩戴口罩、做好防护，避免感染其他病原体。

注意室内环境清洁，可每日开窗通风 2～3 次，每次 15～30 分钟。选择两个空气相对清洁、适宜开窗通风的时段：早上 10:00 之前及 15:00 以后，也可根据实际情况调整。冬季开窗通风时需要注意保暖，注意室内外温度差，避免着凉。中央空调应关闭回风，按照全新风模式运行。

重视手卫生。饭前便后、公共场所返回后，以及触摸门把手、电梯按键、快递等可疑暴露物后，均要用洗手液或香皂按标准洗手法经流动水洗手，或者使用免洗洗手液进行手消毒。

三、儿童

（一）继续做好防护，减少合并感染的概率

儿童在感染新型冠状病毒后的恢复期，机体免疫功能处

于相对低下的状态，容易合并其他病原体感染。因此，仍然要继续做好防护。

1. 不要带儿童去人群密集的场所、通风不良的室内或与他人长时间接触。外出时戴好口罩（3岁以上儿童），与他人尽量保持距离。

2. 长期居家时，应做好室内通风。在北方冬季，尽量选择在儿童外出活动时进行通风，或对每个房间进行单独通风。

3. 家庭成员外出回家后，应先清洗双手及面部、更换衣物，再和儿童接触。如果家中有呼吸系统感染者，应戴好口罩，并避免与儿童接触。

4. 儿童养成良好的卫生习惯，饭前便后、打喷嚏、咳嗽和清洁鼻子后，以及外出归来后要洗手。

（二）养成良好生活习惯，增强自身抵抗力

1. 规律作息，睡眠充足。按时睡觉、起床，不赖床和"恶补"睡眠。1岁以内的儿童每天睡眠至少12小时，幼儿园之前的儿童每天睡眠至少11小时，幼儿园儿童每天睡眠至少10小时，小学生每天睡眠至少9小时，中学生睡眠至少8小时。

2. 循序渐进，锻炼身体。新型冠状病毒感染急性期注意休息和保暖，1周左右身体基本恢复后，建议逐渐增加室外活动和体力锻炼，强度以儿童没有不适感为宜，注意一定不能过度锻炼。

3. 三餐规律，饮食均衡。不偏食、不挑食，培养健康饮食习惯。一日三餐，定时定量，早餐吃好，午餐吃饱，晚餐适量。保持食物的多样化，注意荤素兼顾、粗细搭配；多食新鲜蔬菜、水果、

大豆、奶类、谷类食物；适量食用鱼、禽、蛋、瘦肉，优选鱼虾、禽肉和瘦肉，少食肥肉，少食薯条、辣条、糖果等高油、高盐、高糖的食物。食物烹调合理，多用蒸、煮、炖或凉拌，少用煎、炸、烤；少放油和盐，饮食清淡不油腻。保证饮水量，首选白开水，少喝或不喝含糖饮料。

4. 其他。注意个人卫生，合理增减衣物，关注心理健康。

（三）正确对待恢复期症状

与其他呼吸道病毒感染相似，新型冠状病毒感染后部分儿童咳嗽会持续一段时间，甚至 1 个月以上。如果患儿一般情况好，不影响日常生活，不需特殊处理，通常不主张应用镇咳药。但如果患儿原本有支气管哮喘、过敏性鼻炎等疾病且咳嗽时间超过 3 周仍不恢复，以夜间咳嗽为主，也需鉴别哮喘发作、咳嗽变异性哮喘、上气道咳嗽综合征等。此外，与其他病毒感染相类似，也要注意发生感染后心肌炎的可能，如新型冠状病毒感染后恢复期患儿出现精神萎靡、乏力、面色苍白、拒食、心悸、胸痛、胸闷等表现，要及时就医。

（四）其他

先天性心脏病、慢性肺疾病、神经系统疾病、重度营养不良、肿瘤、肥胖、糖尿病、遗传性疾病、免疫缺陷者、长期使用免疫抑制剂者，以及早产儿和新生儿等易发生重症的高危人群，家长应提高警惕。判断儿童是否需要立即就医，最简单的方式是观察精神状态。儿童感染新型冠状病毒后，虽然出现发热、咳嗽的症状，但精神状态特别好，不影响日常生活，就可以在家对症治疗，并观察病情。当儿童持续高热不退超过 3 天，或出现呼吸急促、精神萎靡、嗜睡、惊厥、持续拒食、喂养困难、持续腹泻或呕吐等情况，应及时就医。前往医院时一定要全程佩戴口罩，建议佩戴 N95/KN95 口罩，并做好孩子的手卫生。尽量不要在医院里逗留太久，就诊完尽早回家。

总体来讲，儿童感染新型冠状病毒后绝大部分预后良好，呈现自限性病程，发生严重并发症和后遗症的概率极低。患儿家长首先要保持平和的心态，了解新型冠状病毒感染的自然病程，不过度焦虑，并且要引导孩子正确面对，帮助孩子尽早康复。

四、老年人

老年人在核酸或抗原转阴后，身体往往仍然有一定程度的疲劳，甚至持续数周。如感到疲劳，应尽量多休息，也可以尝试调整每天工作或活动的节奏，不过于劳累，将重要的事情放在精力最充足时段来进行（一般是清晨）。

如果精力允许，老年患者逐步恢复规律的日常作息，并制订每日时间表，包括睡眠、进餐、活动等。

锻炼对于老年患者恢复肌肉力量和耐力非常重要，但需要在安全的前提下进行。应在无疲劳的情况下开始锻炼，如果步行相对困难，可考虑在床上或椅子上进行锻炼，从拉伸动作开始，然后逐步增加活动量如做家务、散步、太极、八段锦等。如果刚开始锻炼，从每次 5 ~ 10 分钟开始，然后每天增加 1 分钟，如果担心跌倒，可尝试在有家人或朋友陪伴的时候开始锻炼。如果在运动期间或运动后感到头晕、胸痛或呼吸困难，立即终止活动并及时就医。

每天饮水 1 500 ~ 2 000mL，每日三餐不缺，可以适当加餐。建议使用饮食日记记录每天进食的食物，了解饮食是否健康。

保持社交联系。每天尽可能多地与亲人和信任的人通过电话、视频通话或其他通信方式交谈。

试着每天想三件快乐的事情，尝试在深呼吸时重复"放松""平静"等词，避免产生消极或不健康的想法。如果感到压力、焦虑、恐惧和悲伤，消极情绪连续几天妨碍日常活动，可联系医生，寻求社会心理支持。

列出紧急联系电话，如附近医院和医疗机构电话、社会心理支持求助热线、家庭医生电话、家庭成员或朋友电话，在紧急情况下可及时联系。

有基础病的老年人感染新型冠状病毒后，基础病会加重。如患高血压的老年人感染后可能血压不稳定，患糖尿病的老年人感染后可能血糖不稳定，曾患脑血管病的老年人感染后有脑梗死或脑出血风险等。老年人经过治疗核酸转阴后，自身的基础疾病不一定处于稳定状态，需要密切监测血压、血糖等，如果基础疾病不稳定状态持续时间较长，应及时就医，调整治疗方案。

（吴浩　王力宇）

参考文献

1. 国家卫生健康委办公厅,国家中医药局综合司.新型冠状病毒感染诊疗方案(试行第十版)[EB/OL].(2023-01-05)[2023-02-14].http://www.nhc.gov.cn/ylyjs/pqt/202301/32de5b2ff9bf4eaa88e75bdf7223a65a/files/460b0e7b19bd42f3bba00c1efb9b6811.pdf.

2. 世界卫生组织欧洲区域办事处.康复指导手册:COVID-19相关疾病的自我管理.2版[EB/OL].[2023-01-08].https://apps.who.int/iris/handle/10665/349695.

3. 中华医学会全科医学分会,中华中医药学会全科医学分会,中华预防医学会呼吸病预防与控制专业委员会,等.新型冠状病毒感染基层诊疗和服务指南(第一版)[J].中华全科医师杂志,2023,22(00):E001-E001.

4. 北京市卫生健康委员会.新型冠状病毒感染者居家康复实用手册[M].北京:中国中医药出版社,2022.12.

5. 北京市卫生健康委员会.新型冠状病毒感染者恢复期健康管理专家指引(第一版)[EB/OL].[2023-02-14].http://www.beijing.gov.cn/ywdt/zwzt/yqfk/kpzs/202212/t20221229_2887093.html.

78